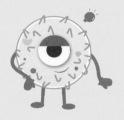

U0301240

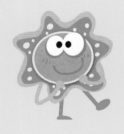

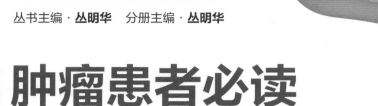

肿瘤患者·必读·丛书

丛书主编·**丛明华**　　分册主编·**丛明华**

肿瘤患者必读
贫血丨白细胞低丨血小板低
怎么办

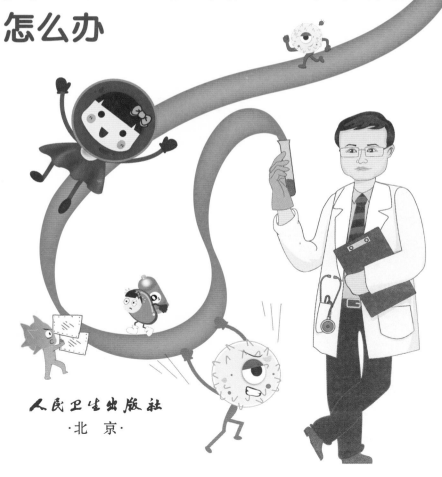

人民卫生出版社
·北　京·

图书在版编目（CIP）数据

肿瘤患者必读：贫血、白细胞低、血小板低怎么办 /
丛明华主编 . —北京：人民卫生出版社，2022.3
ISBN 978-7-117-32692-6

Ⅰ.①肿… Ⅱ.①丛… Ⅲ.①肿瘤－并发症－普及读
物 Ⅳ.①R730.6-49

中国版本图书馆 CIP 数据核字（2021）第 277731 号

肿瘤患者必读——贫血、白细胞低、血小板低怎么办
Zhongliu Huanzhe Bi Du——Pinxue, Baixibao Di, Xuexiaoban Di Zenmeban

主　　编	丛明华
出版发行	**人民卫生出版社**（中继线 010-59780011）
地　　址	北京市朝阳区潘家园南里 19 号
邮　　编	100021
印　　刷	北京顶佳世纪印刷有限公司
经　　销	新华书店
开　　本	889×1194　1/32　　印张：7
字　　数	140 千字
版　　次	2022 年 3 月第 1 版
印　　次	2022 年 4 月第 1 次印刷
标准书号	ISBN 978-7-117-32692-6
定　　价	52.00 元

E － mail　　pmph @ pmph.com
购书热线　　010-59787592　010-59787584　010-65264830

打击盗版举报电话：010-59787491　　E-mail：WQ @ pmph.com
质量问题联系电话：010-59787234　　E-mail：zhiliang @ pmph.com
数字融合服务电话：4001118166　　　E-mail：zengzhi @ pmph.com

编写委员会

主　编

丛明华　中国医学科学院肿瘤医院

副主编

刘　姗　中国医学科学院肿瘤医院

田　乐　中国医学科学院肿瘤医院

朱闻捷　中国医学科学院肿瘤医院

佟　丽　首都医科大学附属北京中医医院

漫画师

姚　蕾

故事策划编写

宋　颖

参编人员

覃胜灵	中国医学科学院肿瘤医院
邹宝华	中国医学科学院肿瘤医院
杨　敏	中国医学科学院肿瘤医院
李志勇	中国医学科学院肿瘤医院
隗　伟	中国医学科学院肿瘤医院
王海虹	中国医学科学院肿瘤医院
于　雷	中国医学科学院肿瘤医院
马艳新	首都医科大学附属北京中医医院
袁　怿	首都医科大学附属北京中医医院
张　旭	首都医科大学附属北京中医医院
栗琼洋	首都医科大学附属北京中医医院

主编简介

丛明华，医学博士，北京协和医学院硕士研究生导师。就职于国家癌症中心/中国医学科学院肿瘤医院，现任综合科副主任。多年来从事中、晚期肿瘤急重症抢救，营养康复管理工作及研究。执笔或参与制定多项肿瘤营养及康复管理相关指南及专家共识。现兼任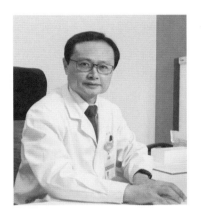中国抗癌协会肿瘤营养专业委员会秘书长，中国临床肿瘤学会肿瘤营养专业委员会副主任委员，中国抗癌协会老年肿瘤专业委员会常务委员等职。

序

科普是目前受到广泛重视的课题。在发达国家，大科学家都从事科普工作，在我国相对还比较滞后。

第一次看到我院丛明华教授《肿瘤患者必读——贫血、白细胞低、血小板低怎么办》的样稿，眼前一亮，很喜欢。这是一种完全不同的视角和思路做科普。这种方式，应该更受患者和家属的喜欢。书本当中的知识贴近临床治疗，很实用；然而表达的形式一改以往沉闷说教的风格，变成了漫画，通俗易懂，很欢快。

查血，对于肿瘤患者来说，就像家常便饭，接受抗肿瘤治疗期间为什么要这么高频次的查血，很多患者和家属可能不是很清楚。血常规里我们关注的红细胞、白细胞、血小板，到底对我们有什么作用？它们为什么减少？减少了为什么还会影响治疗的正常进行？怎么才能更快地恢复？这些问题，我想患者和家属都很关心。

这本书可以让读者在轻松愉悦的情景下，通过阅读一个个故事，就把这些疑惑都解答了。作者以临床治疗中最为常见的问题作为故事的主线，从这三种细胞的生、老、病、死来展开介绍，层层递进，很有意思。正所谓知己知彼，百战百胜，不管是医生还是患者，只要都做到了心中有数，相互配合，肿瘤这只拦路虎也就不足为惧了。

2006 年世界卫生组织将癌症定位为"可控慢性疾病"，癌症已经不再是传统意义上的绝症。所以，我要跟所有的肿瘤患者及家属说，整个防治过程需要你们参与，和医护人员共同战斗，没有你们的合作就无法取得胜利。大家都要从心理和身体上，做好打持久战的准备。杀敌一千自损八百，那是旧时代。新时代下，我们要共同完成杀敌一千，自损三百、自损两百，甚至更少，让更精准的治疗把肿瘤打趴下的同时，被误伤的好细胞能迅速修复。

我们常常把加强营养挂在嘴边，可营养到底该怎么加强？吃得多，不见得就是吃得对、吃得好，更何况，我们很多的患者还吃不进去。营养治疗是一个全新的系统工程，我们都需要学习。

患者的需要就是我们的任务！我们很多同行对临床上患者提出的问题进行汇总解答，借助互联网和书籍这些传播工具，来输出科普化的专业知识，帮助大家认识疾病，了解疾病，积极康复，取得理想的结果。

今年是中国共产党百年华诞，我们正在为实现第二个百年奋斗目标前进。为构筑健康中国作贡献，哪怕是十分微薄，也是我们的光荣。

中国工程院院士
临床肿瘤学家
2021 年 10 月 28 日

  《肿瘤患者必读——贫血、白细胞低、血小板低怎么办》是一本以漫画形式呈现的肿瘤患者康复治疗的科普读物。做这个选题，主要是因为我们在日常管理患者的过程中，切身体会到太多肿瘤患者和家属在漫长的康复治疗期间所经历的迷茫和焦虑，既包括对患者到底能做什么，不能做什么的疑虑，也包括对治疗中不良反应的无助和过度反应。所以，两年前，我们团队研究编撰一套以肿瘤患者康复为主题的科普读物时，很快就形成了共识，而且决心以漫画形式，做成肿瘤患者的必读和爱读系列科普书。一方面，以一种轻松的方式，切切实实解决肿瘤患者和家属所遇到的大多数基础类问题，增强战胜病魔的心力和体力；另一方面，将肿瘤患者康复治疗最新理论和实践认知通过科普方式呈现给公众，让更多人知道康复治疗是肿瘤综合治疗中不可或缺的重要手段。

  知易行难。医学是非常严谨的一门学科，要把那么专业晦涩的医学知识用科普语言表述出来，还要用漫画来诠释，是不容易的。如果我们讲得浅了，无法令人信服，甚至难以卒读，势必无法达成我们的预期目标；讲得深了，又怕语言、漫画表达不清楚，造成误解。可是，肿瘤患者面临的问题就摆在我们面前，我们经常回答的问题就是我们要科普的内容，这些问题包括但不限于以下方面：

1. 血象的恢复很重要，每次治疗患者都担心血细胞减少，经常问我们应该怎么办？

2. 营养对全程康复治疗很重要，可是吃不下去东西，没有食欲怎么办？

3. 睡眠对心理和身体康复都很重要，可是翻来覆去地睡不着，心情焦虑、抑郁怎么办？

4. 运动有利于身心康复，可是怎么运动、运动多大量才是最合适的呢？

5. 辅助检查为什么需要做，都该怎么做？

这一套科普书，我们定位为"肿瘤患者必读"系列。第一本，我们决定先普及肿瘤康复治疗过程中有关血细胞变化的相关知识。因为在抗肿瘤治疗中，红细胞、白细胞、血小板的变化是医生和患者都很关心的问题，它们的变化与治疗是否顺利息息相关。得益于长期的临床积累和理论探索，文稿整理并不困难，反而是科普加工创作，非常"消耗"脑细胞。我和团队成员，已记不清开了多少次研讨会了，从故事的场景搭建，到细胞的形态呈现，以及如何跟患者的实际治疗情况相结合，既要科学，也要易懂，还要轻松。每次讨论都很激烈，经历了很多次的推倒重来，团队伙伴甚至有些沮丧地问我："丛老师，读者不会这么较真儿吧？大概这样就可以了吧？"我只能微笑着说"不行"。现在回想起来，这个创作的过程可以说是痛并快乐着吧。在这里，我要特别感谢我的创作团队，是你们的支持和努力，才让我们的这本科普书至少以较为完美的状态呈现给公众，呈现给患者，同时也深深期待我们的努力可以为那些肿瘤康复治疗过程中的人们提供一些帮助。

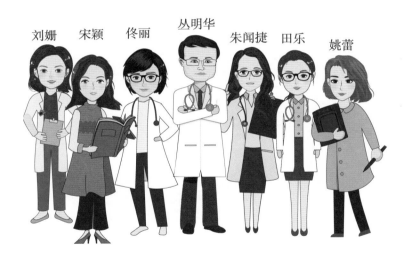

刘姗　宋颖　佟丽　丛明华　朱闻捷　田乐　姚蕾

其他四本同样形式科普书的编写工作也已启动，有了这次创作的经验，相信，它们很快就会跟大家见面。让我们一起，传递有价值、有力量的知识，让更多人获益！

丛明华

2022 年 3 月 3 日

13

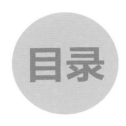

目录

血细胞介绍 001

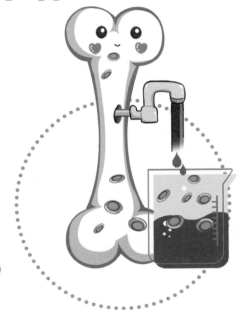

贫血了
怎么办？

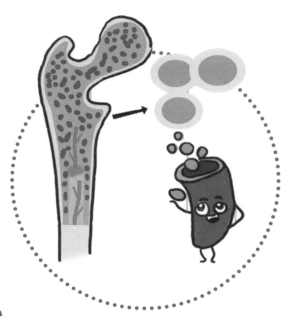

白细胞低
怎么办？

血小板低
怎么办？

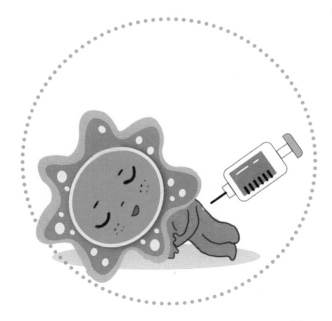

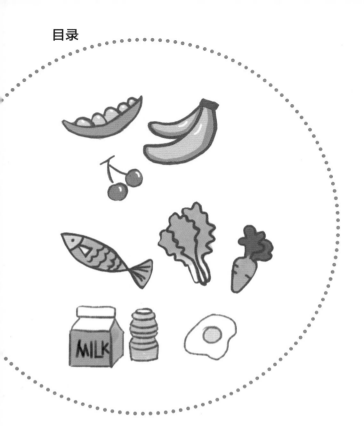

血细胞恢复之营养管理

血细胞恢复之
中医食疗

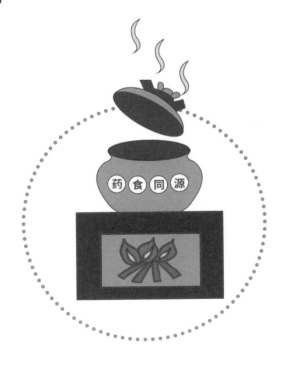

药 食 同 源

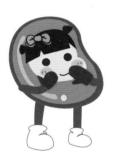

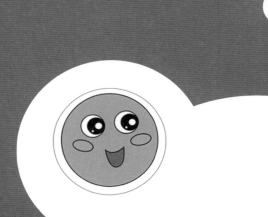

血细胞介绍

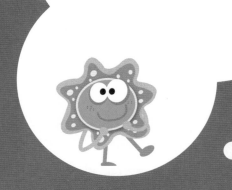

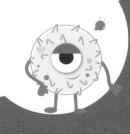

　　这本书讲解的是关于血细胞的知识。血细胞是均匀混在血液当中的细胞，非常微小，肉眼根本看不到，只有在显微镜下面才能看得到。

　　一般我们采集了静脉血样本后，会在血样中加入抗凝剂，然后将血样离心，这样密度比较大的血细胞就会沉在下面，而密度比较小的血浆就会浮在上面。

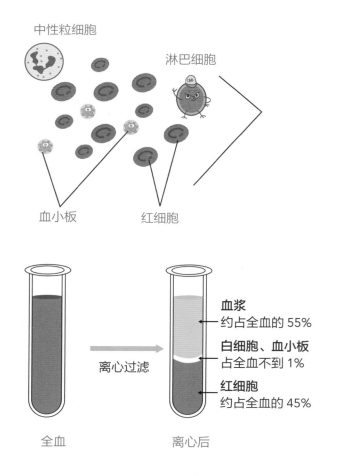

中性粒细胞

淋巴细胞

血小板　　　　红细胞

血浆
约占全血的 55%

白细胞、血小板
占全血不到 1%

红细胞
约占全血的 45%

离心过滤

全血　　　　离心后

采血

取血液标本的两种方法

静脉采血

采血部位：一般是上肢的肘窝血管。如有特殊情况，比如上肢有外伤、手术、静脉置管、血管条件差等情况，也可从其他部位的静脉抽血。

采血姿势：一般是坐在椅子上，将胳膊伸给采血医护人员抽血。

采血量：约 1ml

末梢采血

采血部位：一般是手指尖。

采血姿势：一般是坐在椅子上，把手伸给采血医护人员。

※ 采血前如果手部冰冷，可以"握拳 - 松开"反复进行，促进手部血液循环。

采血量：1 ~ 2 滴（约 0.1ml）

采血注意事项

采血前注意事项

1. 采血前 24 小时内避免剧烈活动和情绪激动。

2. 采血前 24 小时内不可饮酒。

3. 采血前应空腹 8 小时以上，可以少量饮水。

4. 如上肢有外伤、手术、静脉置管等情况，应主动避免该侧采血或告知护士。

5. 采血日应穿着衣袖宽大的上衣，避免采血后出血或淤血。

6. 如果曾经有晕针、晕血的经历，需提前告知采血医护人员

采血后注意事项

1. 按压抽血部位 5 ~ 10 分钟。切勿揉搓，否则会出现大片淤血。

2. 采血后 24 小时内，保持抽血部位的清洁干燥，不宜游泳或洗澡。

3. 抽血后按压的棉棒或创可贴应扔到黄色垃圾桶内（医疗垃圾专用）

　　然后，使用显微镜观察血细胞涂片或者使用流式细胞仪进行细胞计数，得出血常规结果。

　　对于放化疗患者，临床医生比较关注的是血常规里的白细胞计数、血红蛋白、红细胞计数、血小板计数。

血常规

项目	结果	单位	参考值
白细胞计数	2.71	10^9/L	3.50 ~ 9.50
中性粒细胞百分数	66.8	%	40.0 ~ 75.0
中性粒细胞绝对值	1.81	10^9/L	1.80 ~ 6.30
淋巴细胞百分数	24.4	%	20.0 ~ 50.0
淋巴细胞绝对值	0.66	10^9/L	1.10 ~ 3.20
单核细胞百分数	7.7	%	3.0 ~ 10.0
单核细胞绝对值	0.21	10^9/L	0.10 ~ 0.60
嗜酸性粒细胞百分数	1.1	%	0.4 ~ 8.0
嗜酸性粒细胞绝对值	0.03	10^9/L	0.02 ~ 0.52
嗜碱性粒细胞百分数	0	%	0 ~ 1.0
嗜碱性粒细胞绝对值	0	10^9/L	0 ~ 0.06
红细胞计数	2.57	10^{12}/L	3.80 ~ 5.10
血红蛋白	84	g/L	115 ~ 150
红细胞比容	0.255	L/L	0.35 ~ 0.45
平均红细胞容积	99.2	fL	82.0 ~ 100.0
平均红细胞血红蛋白量	32.7	pg	27.0 ~ 34.0
平均红细胞血红蛋白浓度	329	g/L	316 ~ 354
红细胞分布宽度标准差	55.5	fL	37.0 ~ 54.0
红细胞分布宽度变异系数	16.9	%	11.0 ~ 15.0
血小板计数	272	10^9/L	100 ~ 350
血小板平均体积	11.1	fL	7.0 ~ 13.0
大型血小板比率	32.6	%	13.0 ~ 43.0
血小板体积分布宽度	13.2	fL	9.0 ~ 17.0
血小板比积	0.0030	L/L	0.0011 ~ 0.0030

血细胞大家族介绍

看看血细胞的诞生图谱是不是很像个大家族?

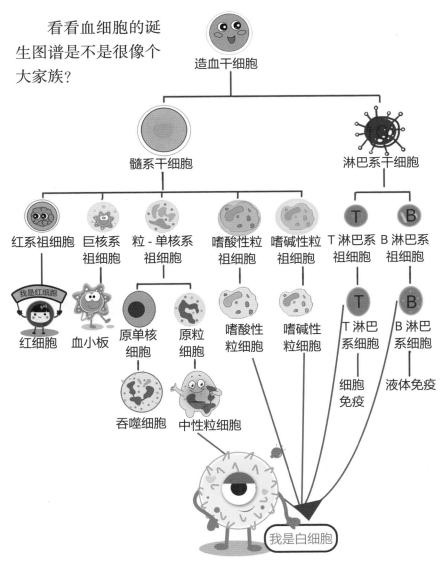

造血干细胞

髓系干细胞 淋巴系干细胞

红系祖细胞 巨核系祖细胞 粒-单核系祖细胞 嗜酸性粒祖细胞 嗜碱性粒祖细胞 T淋巴系祖细胞 B淋巴系祖细胞

我是红细胞

红细胞 血小板 原单核细胞 原粒细胞 嗜酸性粒细胞 嗜碱性粒细胞 T淋巴系细胞 B淋巴系细胞

吞噬细胞 中性粒细胞 细胞免疫 液体免疫

我是白细胞

造血干细胞是这个家族里的老爷爷。

老爷爷有两个儿子，大儿子叫髓系干细胞，二儿子叫淋巴系干细胞。

大儿子成家后希望振兴家族，给老爷爷生了五个孙子，大孙子叫粒 - 单核系祖细胞，二孙子叫嗜酸性粒祖细胞，三孙子叫嗜碱性粒祖细胞，四孙子叫红系祖细胞，小孙子叫巨核系祖细胞。

这五个孙子又开枝散叶了，分别有了孩子，前三个孙子的孩子和二儿子的孩子有一个共性，浑身无色，外人把他们统称为**白细胞**。

四孙子的孩子比较有特点，是红色的，就起名叫**红细胞**。

小孙子的孩子特点更明显，不像白细胞那样是个球形，他家的孩子长得扁扁的，呈片状，起名叫**血小板**。

这就是我们看到的血液里的三个明星主角，统称为**血细胞**。

白细胞

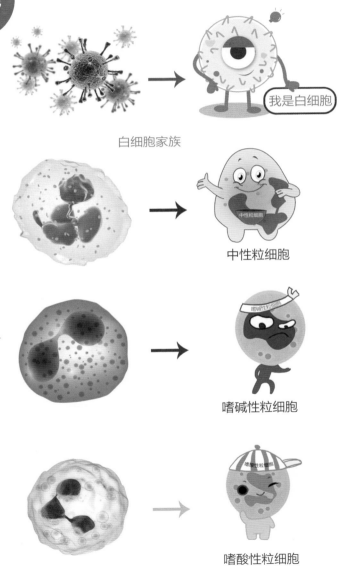

我是白细胞

白细胞家族

中性粒细胞

嗜碱性粒细胞

嗜酸性粒细胞

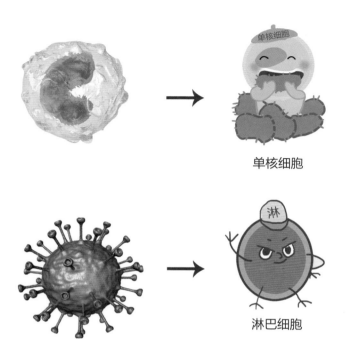

单核细胞

淋巴细胞

　　白细胞是血液中重要的血细胞，是一类无色有核的血细胞，在血液中一般呈球形。当病原体入侵人体的时候，白细胞就会吞噬或者杀伤病原体，因此白细胞是我们人体防御系统的重要组成部分，是保护人体健康的卫兵。当放化疗引起白细胞数量下降，人体的防御系统兵力不足，无法有效对抗病原体时，人体就很容易发生感染性疾病。其中的中性粒细胞是衡量患者抵抗力及感染风险的重要指标。

红细胞

血红蛋白是包裹在红细胞中的一种蛋白质，人类血液呈现红色就是因为血红蛋白是红色的。

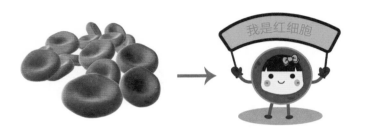

血红蛋白的主要作用是携带氧气。经过呼吸道进来的氧气通过肺组织进入血液，然后和血红蛋白结合在一起，跟着血液流到全身各处组织器官，在组织器官内释放出来，供组织器官利用。因此，当血红蛋白数量不足时，也就是发生贫血时，血液携带氧气的能力会下降，全身各处组织供氧就不足，无法正常工作。我们人体会出现没力气的现象，稍微干点儿什么都会气喘吁吁。

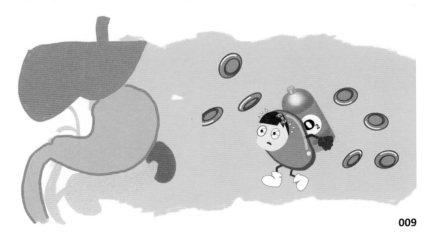

血小板

血小板虽然说是血细胞，但是没有细胞核，它是从骨髓中的巨核细胞上脱落下来的由细胞膜包裹起来的细胞质。

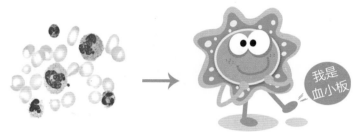

我是血小板

血小板的主要作用是参与止血，也有吞噬病毒的作用。当人体发生创伤时，血小板会聚集到受伤的部位，形成一个血小板团，将破损的血管进行初步修补，阻止继续出血。随后血小板与凝血因子一起形成一个坚固的止血栓子，进一步修补受损的血管。当放化疗引起血小板减少后，人体发生创伤时就没有足够的血小板形成栓子来修补受损的血管，出血时间延长，出血量也更大，严重者会有生命危险。

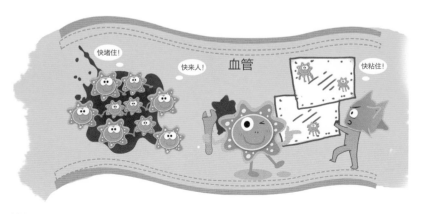

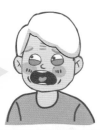

为什么在肿瘤治疗过程中会出现血细胞减少呢？

造血干细胞

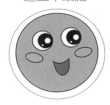

这个问题提得好，在这里我们要知道骨髓造血功能降低的四种学说，即种子学说、土壤学说、虫子学说、原料学说。哎呦，看上去是要搞农业了！等你看完我给你的类比，你一定会觉得太形象了。来吧，我们一起看看"农业四学说"。

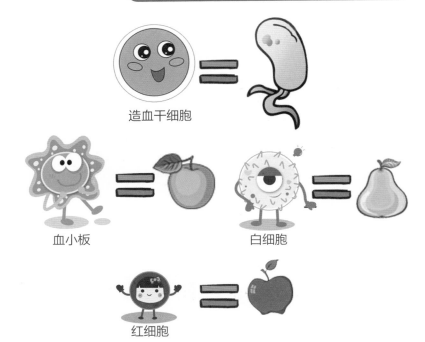

造血干细胞

血小板　　　白细胞

红细胞

1. 种子学说

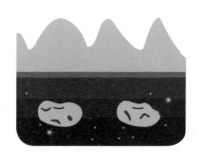

当放化疗后，骨髓造血干细胞受到损伤，相当于种子遭到了破坏，造血功能从源头上受到了影响。

2. 土壤学说

造血微环境是早期血细胞生长的环境，相当于土壤。放化疗同样会破坏造血微环境，就像土壤遭到破坏变得贫瘠，种子自然无法更好地开花结果，血细胞也就会生成困难。

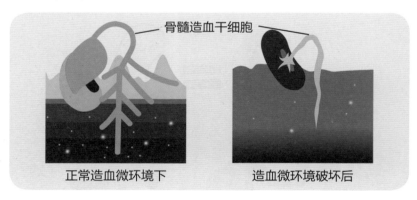

骨髓造血干细胞

正常造血微环境下　　　　　　造血微环境破坏后

3. 虫子学说

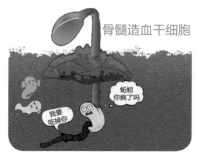

骨髓造血干细胞

放化疗使身体免疫系统功能紊乱，就像庄稼，虽然长出来了，但被虫子咬坏，从而也无法更好地生长。

蚯蚓你疯了吗

我要吃掉你

4. 原料学说

　　肿瘤患者因放化疗影响消化系统，存在恶心、呕吐等情况，导致营养摄入及吸收不良，使蛋白质、维生素 B_{12}、叶酸、铁等造血原料摄入不足，血细胞合成困难。

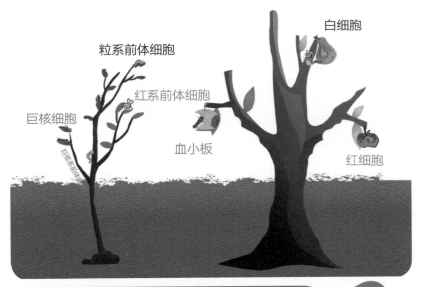

白细胞

粒系前体细胞

红系前体细胞

巨核细胞

血小板

红细胞

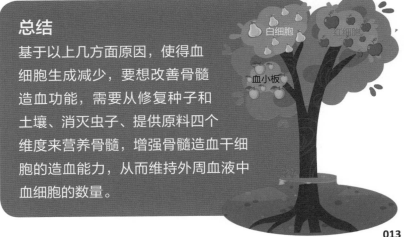

白细胞

红细胞

血小板

总结

基于以上几方面原因，使得血细胞生成减少，要想改善骨髓造血功能，需要从修复种子和土壤、消灭虫子、提供原料四个维度来营养骨髓，增强骨髓造血干细胞的造血能力，从而维持外周血液中血细胞的数量。

　　讲到这里，大家应该知道，我们这本书主要是告诉大家，放化疗引起贫血、白细胞减少、血小板降低的前因后果，以及在发生这种情况的时候要如何应对。比如：放化疗后多久会出现"三低"？出现"三低"时该吃什么？要注意哪些问题？医生开给我们的药是如何起作用的？这些药什么时候开始用、什么时候停？

　　我们还专门请教了营养学的专家，为大家推荐了一些在家就能做的丰富食谱。希望对您和您的家属有所帮助。

　　砖抛完了，下面重头戏来了。愿大家好好学习，在抗癌路上一帆风顺！

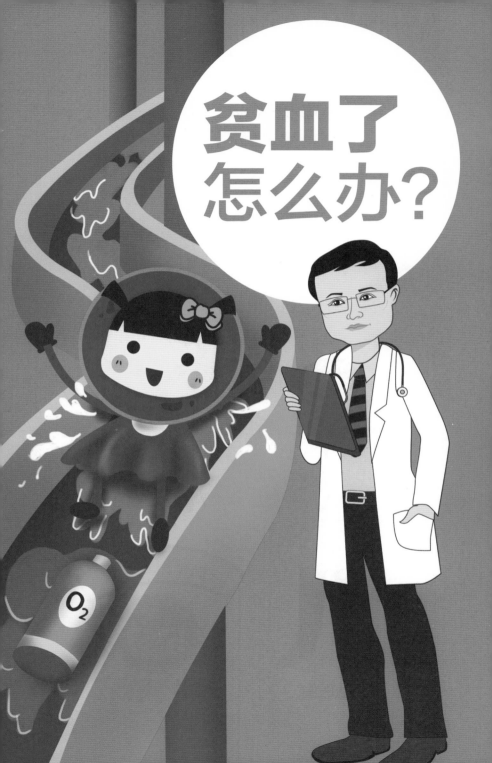

主要人物

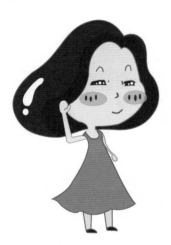

（患者）杉杉

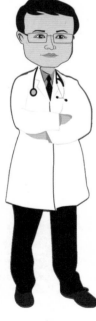

丛医生

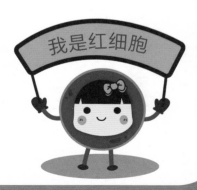

我是红细胞

血常规

项目	结果	单位	参考值	
白细胞计数	2.71	10^9/L	3.50 ~ 9.50	
中性粒细胞百分数	66.8	%	40.0 ~ 75.0	
中性粒细胞绝对值	1.81	10^9/L	1.80 ~ 6.30	
淋巴细胞百分数	24.4	%	20.0 ~ 50.0	
淋巴细胞绝对值	0.66	10^9/L	1.0 ~ 3.2	
单核细胞百分数	7.7	%	3.0 ~ 10.0	
单核细胞绝对值	0.21	10^9/L	0.10 ~ 0.60	
嗜酸性粒细胞百分数	1.1	%	0.4 ~ 8.0	
嗜酸性粒细胞绝对值	0.03	10^9/L	0.02 ~ 0.52	
嗜碱性粒细胞百分数	0	%	0 ~ 1.0	
嗜碱性粒细胞绝对值	0	10^9/L	0 ~ 0.06	
红细胞计数	2.57	10^{12}/L	3.80 ~ 5.10	↓
血红蛋白	75	g/L	115 ~ 150	↓
红细胞比容	0.255	L/L	0.35 ~ 0.45	
平均红细胞容积	99.2	fL	82.0 ~ 100.0	
平均红细胞血红蛋白量	32.7	pg	27.0 ~ 34.0	
平均红细胞血红蛋白浓度	329	g/L	316 ~ 354	
红细胞分布宽度标准差	55.5	fL	37.0 ~ 54.0	
红细胞分布宽度变异系数	16.9	%	11.0 ~ 15.0	
血小板计数	272	10^9/L	100 ~ 350	
血小板平均体积	11.1	fL	7.0 ~ 13.0	
大型血小板比率	32.6	%	13.0 ~ 43.0	
血小板体积分布宽度	13.2	fL	9.0 ~ 17.0	
血小板比积	0.0030	L/L	0.0011 ~ 0.0030	

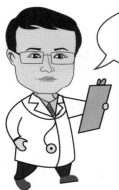

贫血有点儿严重，还是等血红蛋白养起来再上疗吧！

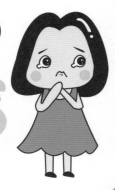

啊？不是吧？

1

红细胞简介及生成过程

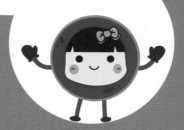

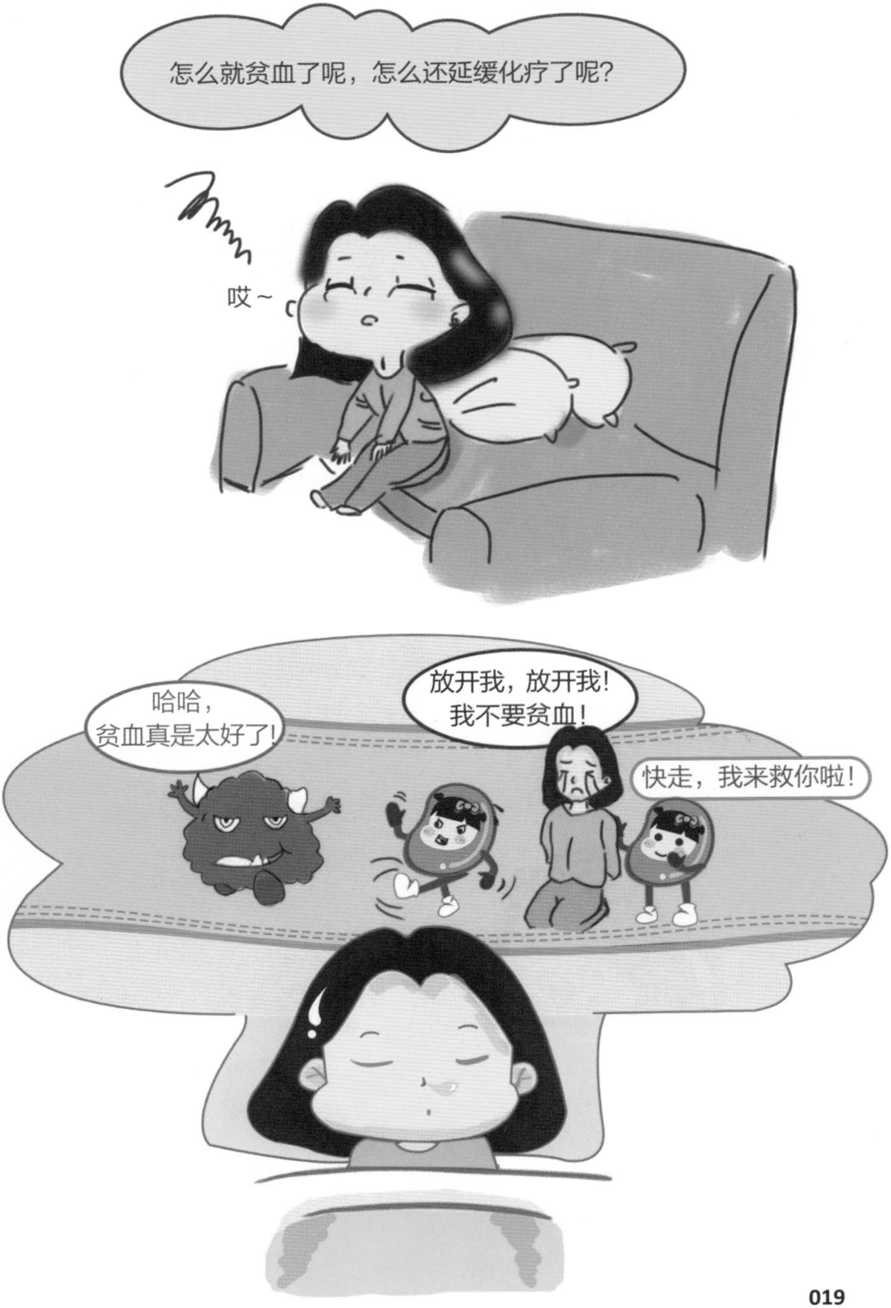
怎么就贫血了呢，怎么还延缓化疗了呢?
哎~
哈哈，
贫血真是太好了!
放开我，放开我!
我不要贫血!
快走，我来救你啦!

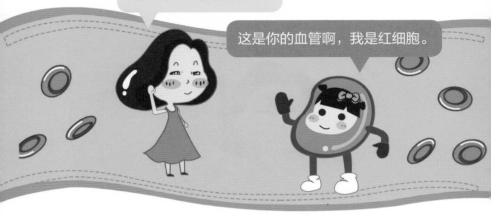

这是哪里？你们是谁？

这是你的血管啊，我是红细胞。

当然，太有关系了！你看血常规报告上，血红蛋白和红细胞计数值低于正常值了，就是贫血了。其中血红蛋白是我身体中重要的一部分，贫血的严重程度就是根据血红蛋白浓度的减少程度划分的。

所以我的贫血和你有关系是吗？

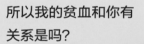

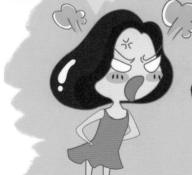

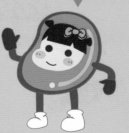

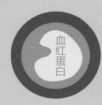

血红蛋白

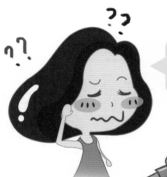

那怎么从血液指标来判断我有没有贫血?

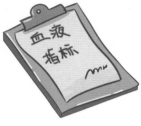

血红蛋白下降

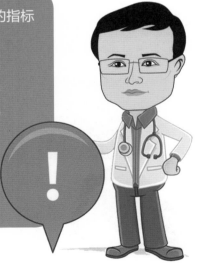

血常规报告上有一个重要的指标叫作血红蛋白(Hb)。

· 成年男性血红蛋白 < 120g/L,

· 成年女性血红蛋白 < 110g/L,

· 妊娠女性血红蛋白 < 100g/L,

就叫作贫血。

我说的这个指标指的是海平面地区,高原地区就不一样了。

那贫血的分级和严重程度怎么评估呢？我们看看这个表格。

贫血分级	
贫血分级	分级标准 / ($g \cdot L^{-1}$)
0 级（正常）	正常值
1 级（轻度）	90 ~ 正常值
2 级（中度）	60 ~ < 90
3 级（重度）	30 ~ < 60
4 级（极重度）	< 30

注：我国标准正常值为成年男性血红蛋白（Hb）不低于 120g/L，非妊娠成年女性 Hb 不低于 110g/L，妊娠女性 Hb 不低于 100g/L。

按照临床肿瘤内科手册中治疗原则的要求：患者化疗前血常规检测，血红蛋白 ≥ 100g/L 时才能更好地耐受化疗。（PS. 参照以上贫血级别表格，也来看看你自己是处于什么阶段吧！）

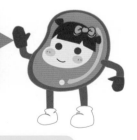

你看你的标准，都已经中度 2 级贫血了，这时我们的数量已经很少了，相当于一个人干两个人的工作。

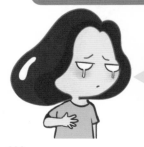

是这样啊！
我对你们实在是不了解，你能介绍下自己么？

我们来自骨髓，骨髓每秒钟就产生大约 200 万个红细胞。所以红细胞是人体数量最多的一类细胞，大约占到总细胞数量的 1/4。

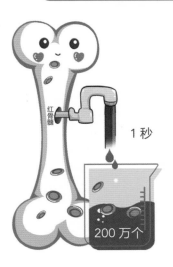

红骨髓

1 秒

200 万个

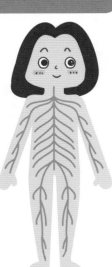

¼ 是红细胞哦

我这 8μm 的身躯不仅要穿行大小血管，还要穿越 3μm 的毛细血管。每天随着血液循环挤进来挤出去，把氧气运送到各个组织器官。氧气不充足，各个器官就无法正常工作，所以我们一点儿都不敢怠慢啊！

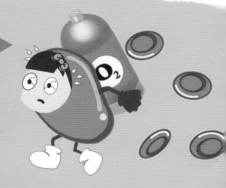

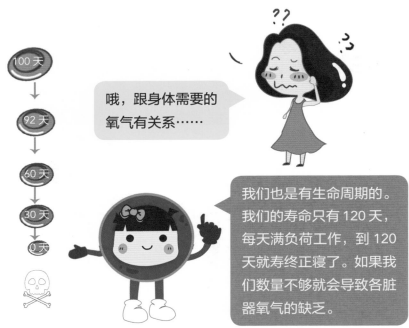

哦，跟身体需要的氧气有关系……

我们也是有生命周期的。我们的寿命只有120天，每天满负荷工作，到120天就寿终正寝了。如果我们数量不够就会导致各脏器氧气的缺乏。

你看，在我们生长发育的整个过程中（增殖、分化、成熟），发生了一系列独特的变化，就像种子—发芽—大树—结果的过程，而我们就是果实。发育过程中，任何一个环节出问题都会导致红细胞的合成出现问题。

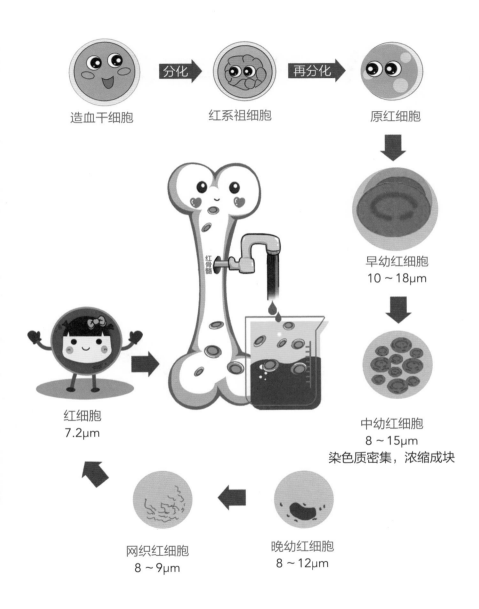

造血干细胞 —分化→ 红系祖细胞 —再分化→ 原红细胞

早幼红细胞
10～18μm

中幼红细胞
8～15μm
染色质密集，浓缩成块

晚幼红细胞
8～12μm

网织红细胞
8～9μm

红细胞
7.2μm

红骨髓

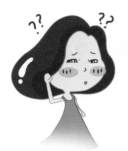

如你所说，一秒钟就能生产 200 万个，数量也不少啊，怎么还能贫血呢？

简单点来说，造成我们红细胞减少的原因就是我们损失的多，生成的少。

1. 红细胞损失的多

● 异常的损失

如手术、创伤、慢性失血等，就会导致红细胞损伤一批。另外，有些疾病使红细胞寿命缩短，破坏增多，也会造成红细胞丢失。

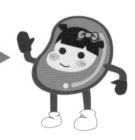

手术、创伤、出血

● 正常的分解（衰老）

当红细胞衰老了，就直接被送到脾脏、肝脏被分解破碎，进入下一个轮回了。

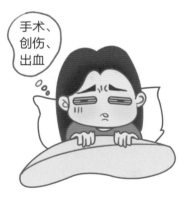

我裂开了

红细胞碎片

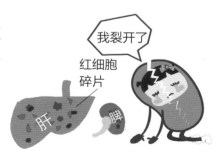

肝

脾

2. 骨髓生成的红细胞减少

　　种种原因导致的造血原料不足，造血工厂被破坏，种子质量下降都会影响红细胞的生成。

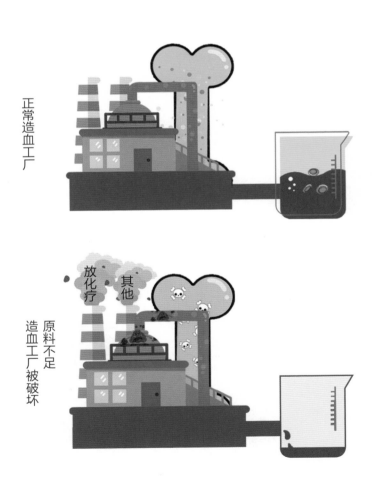

正常造血工厂

放化疗　其他

原料不足
造血工厂被破坏

2

红细胞的
作用

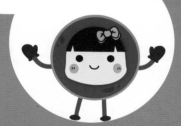

难得有机会可以让你多多了解我们！我们红细胞家族个个都是任劳任怨的搬运工，你看这些血管里的我们，都是来来往往地把氧气运送到各个组织器官，再把它们产生的废气二氧化碳运出，真的是满载而来，满载而归。

对不起啊小红，我只知道氧气对我很重要，我却不知道没有你就没有氧气。

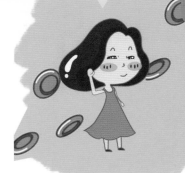
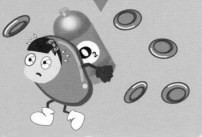

你们这么辛苦，给你们点赞！

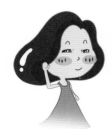

除此之外，我们也会运输电解质、葡萄糖以及氨基酸这些人体新陈代谢所必需的物质。

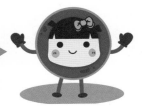

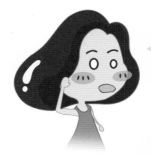

我的天呐！你要不说我都不知道你还有这么多的作用。

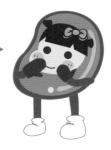

不知道了吧，不仅如此，我们还会影响免疫力呢。

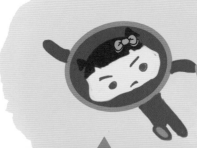

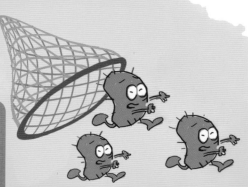

我们红细胞还有个神奇的本领，就是每个红细胞都配备了一种类似于"抓手"的秘密武器，在医学上叫作"补体受体"。

细菌病毒这些坏蛋入侵人体以后，如果落入我们的法网，就会被捆绑约束起来，将它们就地正法，或者移交给我们的好兄弟巨噬细胞来处理它们，让它们没有机会搞破坏。

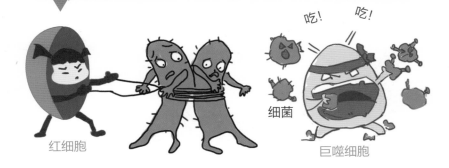

吃！ 吃！

红细胞 细菌 巨噬细胞

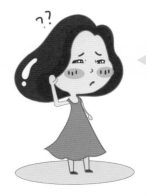

噢，那如果你们的数量减少了，我的抵抗力是不是也减弱了。

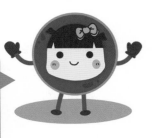

是啊，一部分细菌、病毒无法被"抓获"，感染的风险也会增加。

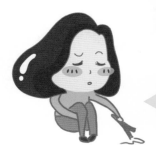

好郁闷啊！也就是说你们的减少不仅影响供氧能力，还影响我的免疫力！

3

肿瘤患者贫血的常见原因

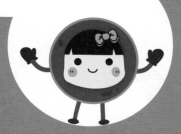

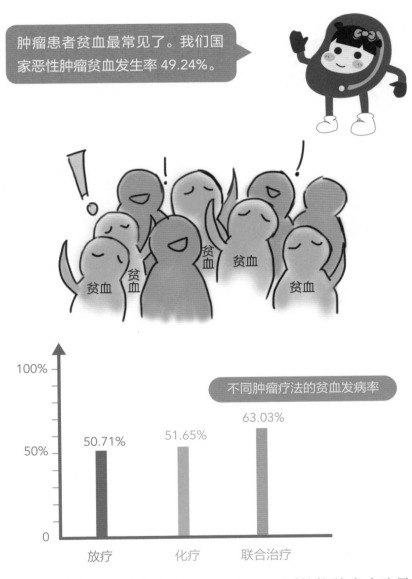

肿瘤患者贫血最常见了。我们国家恶性肿瘤贫血发生率 49.24%。

不同肿瘤疗法的贫血发病率

放疗	50.71%
化疗	51.65%
联合治疗	63.03%

肿瘤患者发生贫血是最常见的，不同的抗肿瘤疗法导致的贫血发病率不同。

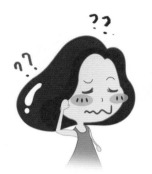

Oh，my god!
怎么这么多人贫血呢?

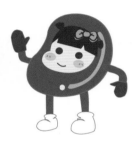

肿瘤患者贫血有非化疗相关贫血和化疗相关贫血。

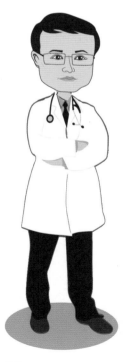

● **非化疗相关贫血**

肿瘤相关的出血、肿瘤侵犯骨髓、肿瘤引起的营养不良、铁代谢异常、肾脏功能损伤以及肿瘤相关的各细胞因子对骨髓造血功能的影响都会引起贫血，这些贫血属于非化疗相关贫血。

● **化疗相关贫血**

化疗相关贫血跟放化疗有关，是因为化疗药物或放疗射线促进红系细胞凋亡，同时造成了肾脏损害，使内源性 EPO 减少所致的贫血。

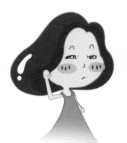

那看来我的贫血还是混合产物啊！两者都有。

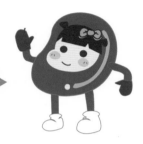

对呀，对肿瘤患者来说这两种类型的贫血就分不开了。

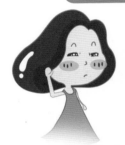

这些医学理论我听着还是很懵！你能通俗点给我讲讲吗？

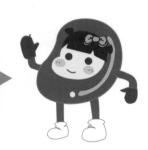

那就从我们正常成长历程逐一分析一下贫血原因。你还记得种子—发芽—大树—结果实的那个过程吧？

造血干细胞就好比一颗种子。埋在一片叫作"造血微环境"的土壤里，在"造血生长因子"的刺激下分化、发芽、长成大树，在营养充足的情况下结成果实。

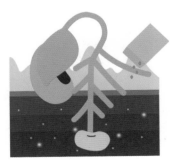

1. 种子出问题

● 造血干细胞异常导致的贫血

肿瘤对骨髓造血干细胞的侵犯、化疗药物的细胞毒性对骨髓的抑制，从源头上影响了骨髓的造血功能，种子带着伤病生长，造血效率降低。

正常造血干细胞

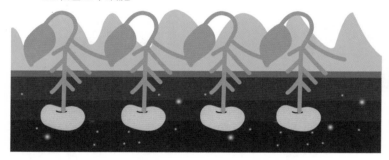

造血干细胞被破坏

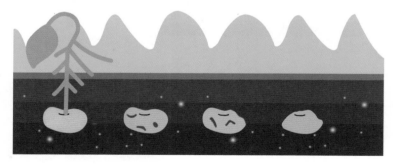

2. 环境出问题

• 造血微环境异常导致的贫血

造血微环境就像土壤,肿瘤细胞对骨髓的侵犯、感染性或非感染性骨髓炎、放化疗等因素会破坏土壤,导致造血干细胞遭到破坏,自我更新和分化能力受到了影响。

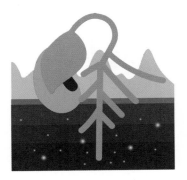

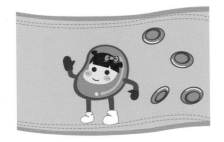

正常造血微环境

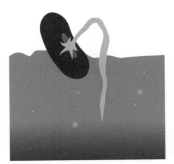

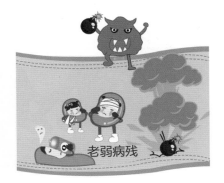

造血微环境破坏后

老弱病残

3. 促红细胞生成素出问题

- ### 造血生长因子异常导致的贫血

原因 1：红细胞成熟的过程中，需要促红细胞生成素（EPO），它主要是由肾脏分泌而来。在肿瘤治疗的过程中会出现肾脏损伤，这就使得EPO生成减少了，贫血就发生了。

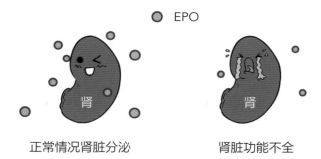

正常情况肾脏分泌　　　　　　肾脏功能不全

原因 2：一些肿瘤诱导的炎症因子，像肿瘤坏死因子（TNF）、干扰素（IFN）、IL-1、IL-6 等，这些坏人会欺负 EPO，使得 EPO 失灵，无法正常工作，也会导致贫血。

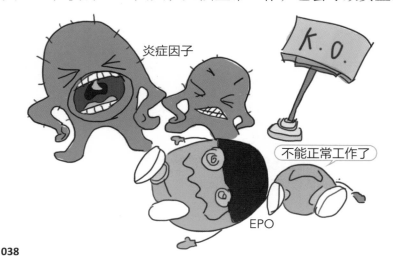

4. 造血原料出问题

- 造血原料不足导致的贫血

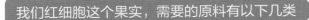

我们红细胞这个果实,需要的原料有以下几类

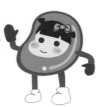

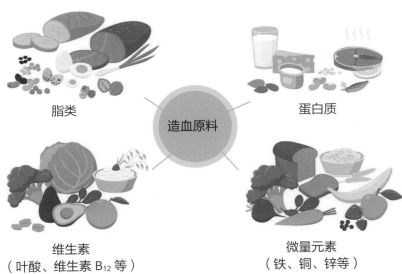

脂类

蛋白质

造血原料

维生素
(叶酸、维生素 B_{12} 等)

微量元素
(铁、铜、锌等)

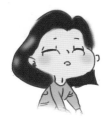

什么?我需要吃多少才算够?

原料不足之一：**吃得不够好，如偏食、厌食、挑食**

造血原料是从食物中获得，你看图片中所列的食物，都是造血所需要的，如果这些食物吃的数量不够，品种不全，质量不够好，就会影响造血细胞的增殖、分化、代谢。

原料不足之二：**吸收不够好**

化疗药物的副作用之一就是对胃肠黏膜屏障的损伤，出现各种消化道问题如腹泻、便秘、肠病、胃病、黏膜炎等。导致肿瘤患者营养物质消化吸收发生功能性障碍。据报道，我国恶性肿瘤患者中重度营养不良的发生率达到了58%。

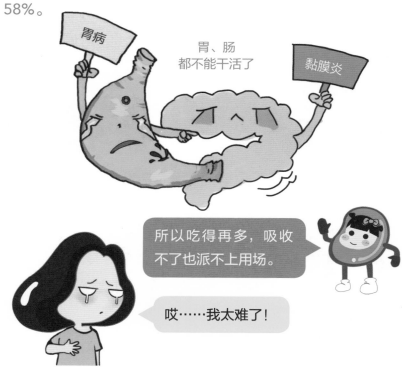

原料不足之三：**代谢不够好**

● **叶酸、B₁₂ 代谢缺陷**

如果存在叶酸或维生素 B_{12} 相关的代谢基因缺陷，就会导致这两种营养物质进入细胞困难。无法被利用，发生巨幼红细胞贫血。

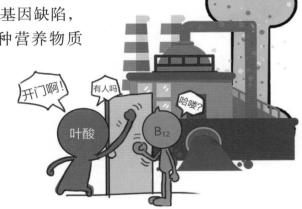

● **铁代谢障碍** 铁

当体内出现慢性炎症，会导致铁滞留在巨噬细胞内无法被利用，造成缺铁假象，这种情况导致的贫血属于慢性炎症性贫血。

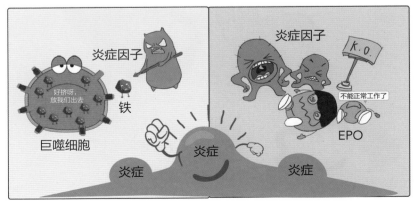

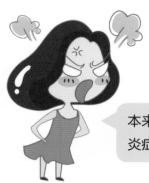

本来吃好就已经不容易了，炎症还要来捣乱！

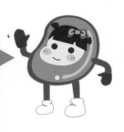

嗯嗯，所以要注意抗炎（炎症不是指感染啊）呀！除了上述红细胞生成减少造成的贫血，还有一种是失血性贫血，这是由于肿瘤细胞本身对血管或者器官的侵犯引发的慢性失血，这种慢性失血性贫血往往合并缺铁性贫血。

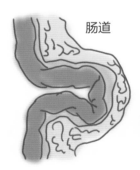

肠道

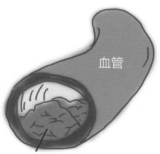

血管

肿瘤细胞

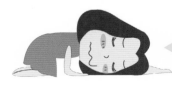

原因太多了，该怎么破？

4

贫血的危害

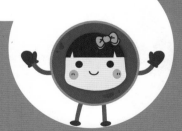

贫血对生活质量的影响

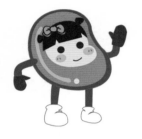

很多人不重视贫血，但贫血会造成组织、器官处于低氧状态。在贫血患者中，很多人未给予任何纠正贫血的措施和治疗，以至于长期低氧对组织器官功能带来不良影响。

1. 对循环系统的影响

主要表现心脏组织缺氧反应，表现为心率加快，心悸，身体虚弱。长期贫血会导致心脏超负荷工作，出现供血不足，可导致贫血性心脏病。

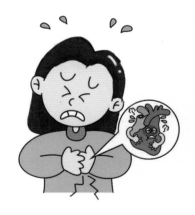

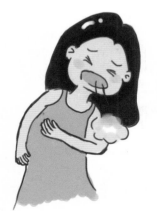

2. 对呼吸系统的影响

出现活动后呼吸加快加深，严重贫血会出现呼吸困难。

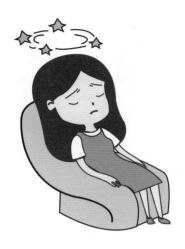

3. 对神经系统的影响

有些贫血可导致脑组织缺氧，出现头晕、头痛、失眠、耳聋、记忆力减退、注意力不集中的症状。

4. 对泌尿系统的影响

肾性贫血在贫血前和贫血同时有原发肾疾病的临床表现，持续时间过长导致肾功能不全。

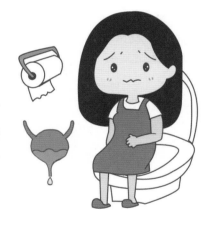

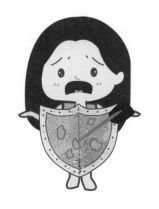

5. 对免疫系统的影响

贫血会导致免疫系统改变，出现免疫缺陷。

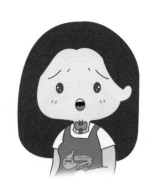

6. 对内分泌系统的影响

长期贫血会影响甲状腺、性腺、肾上腺、胰腺功能，改变红细胞生成素和胃肠激素分泌。

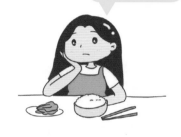

不想吃……

7. 对消化系统的影响

贫血影响消化系统，出现功能甚至结构的改变，如消化腺分泌减少，甚至腺体萎缩，导致消化功能减低、消化不良，出现腹部胀满、食欲减低，大便不规律和形状改变、吞咽异物感、舌炎、牛肉舌、镜面舌等。

8. 对皮肤黏膜的影响

贫血引起皮肤、黏膜颜色变淡，苍白是贫血时皮肤、黏膜的主要表现。粗糙、缺少光泽甚至形成溃疡是皮肤、黏膜的另一类贫血表现。

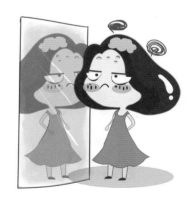

以上都是贫血给你的生活质量带来的影响，不仅如此，对于治疗的影响也是深远的。

贫血对治疗的影响

影响治疗

1. 因贫血而减少化疗药物剂量，降低肿瘤患者放化疗疗效。

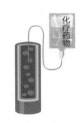

血细胞正常   中度贫血   重度贫血
（药物减量）（停药）

治疗周期

2. 因贫血延长放化疗治疗期。

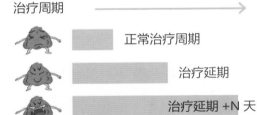

正常治疗周期

治疗延期

治疗延期 +N 天

3. 因贫血造成的肿瘤组织缺氧，易发生新的基因突变，可促进新生血管生成，促进肿瘤细胞生长并抑制肿瘤细胞凋亡，使肿瘤细胞产生耐药性。

肿瘤

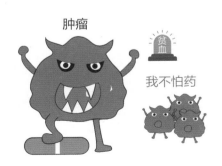

我不怕药

4. 因贫血导致肿瘤患者免疫功能低下，肿瘤细胞倍增速度快。

好诶！
大家快上！

肿瘤

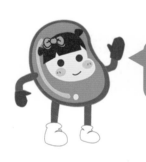

看到没，不是我老红卖瓜自卖自夸，我们对你来说，真的是很重要的存在！

那你快救救我呀，都中度贫血了，我可怎么办啊？

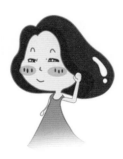

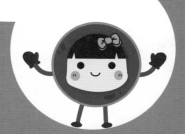

5

肿瘤患者
贫血治疗

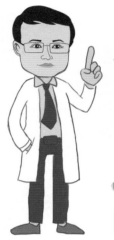

贫血的治疗是很重要的，作为患者和患者家属要积极配合，主治大夫也会根据患者的自身情况制定相应的治疗方案，所以不要病急乱投医。

贫血了，我要输血！

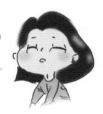

- **输血不是你想输就能输的**

输血是应急措施，不是你想输就能输的，要听从医生的判断。

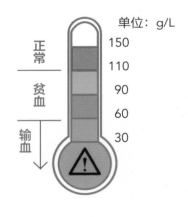

输血是有严格要求的，条件如下：

① Hb ＜ 60g/L。

②临床急需纠正缺氧状态。

③对 EPO 治疗无效的慢性症状性贫血。

④贫血严重到危及生命。

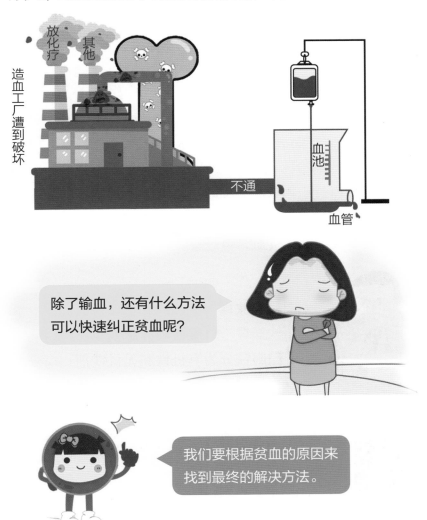

！ 误区

　　造血系统有造血工厂和血池两部分，我们输血只是把血输到了血池里，如果造血工厂遭到破坏，不能正常运行，那么血池的血早晚还是会消耗掉的。

除了输血，还有什么方法可以快速纠正贫血呢？

我们要根据贫血的原因来找到最终的解决方法。

针对原料摄入不足导致的贫血治疗方法

1. 缺铁性贫血的治疗：补铁

● 看指标

当血常规指标中……

男性血红蛋白（Hb）< 120g/L 时。

女性血红蛋白（Hb）< 110g/L 时。

平均红细胞体积（MCV）< 80fl 时。

平均血红蛋白含量（MCH）< 27pg 时。

平均血红蛋白浓度（MCHC）< 32% 时。

需警惕缺铁性贫血，可进一步检查贫血 6 项确诊。

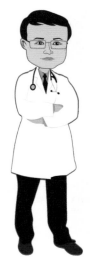

● 临床常用铁剂的分类

铁剂分为口服铁和静脉铁。

口服铁分为有机铁和无机铁剂。

有机铁剂包括右旋糖酐铁、葡萄糖酸亚铁、山梨醇铁、富马酸亚铁、琥珀酸亚铁和多糖铁复合物等；硫酸亚铁属于无机铁剂。

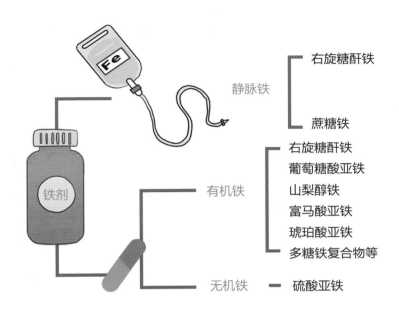

静脉铁
- 右旋糖酐铁
- 蔗糖铁

铁剂

有机铁
- 右旋糖酐铁
- 葡萄糖酸亚铁
- 山梨醇铁
- 富马酸亚铁
- 琥珀酸亚铁
- 多糖铁复合物等

无机铁
- 硫酸亚铁

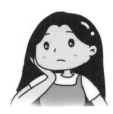

那我是不是可以把铁当饭吃了？

铁剂补充不是越多越好，要遵医嘱服用。什么时候补，什么方式，补充什么剂型，什么时候停药都要听医生或者营养师的建议。过量补充铁剂容易造成铁过载，引起慢性毒副反应，造成组织器官损伤。

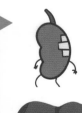

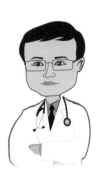

2. 巨幼红细胞贫血的治疗：补充叶酸、维生素 B$_{12}$

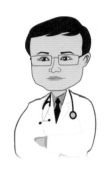

- **看指标**

当血常规中平均红细胞体积（MCV）＞100fl，平均血红蛋白含量（MCH）＞32pg，平均血红蛋白浓度（MCHC）在32%～35%之间，有存在巨幼红细胞贫血的可能，通过进一步检查血清叶酸、维生素 B$_{12}$、红细胞叶酸等来确认。

人们可能会因为各种原因导致叶酸或者维生素 B$_{12}$ 的摄入不足，除了饮食摄入不足，还有可能是吸收障碍或者利用障碍。这种情况我们就需要额外补充叶酸或者维生素 B$_{12}$ 来纠正因叶酸或维生素 B$_{12}$ 缺乏导致的巨幼红细胞贫血。

正常红细胞

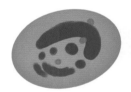

巨幼红细胞贫血

- **补充叶酸或者维生素 B$_{12}$ 的标准**

①血清维生素 B$_{12}$ 低于 74pmol/L（100ng/ml）。

②血清叶酸低于 6.8nmol/L（3ng/ml）。

③红细胞叶酸低于 227nmol/L（100ng/ml）。

通过相应的血液检查，满足上述标准，可通过补充叶酸或维生素 B$_{12}$ 来治疗巨幼红细胞贫血。

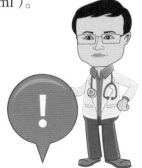

3. 营养不良导致贫血的治疗

当肿瘤患者处于低蛋白血症营养不良时，需要从饮食上多吃蛋白质含量丰富的食物，饮食不足的可以补充蛋白质粉。蛋白质摄入不足，也会影响贫血的治疗。

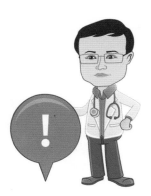

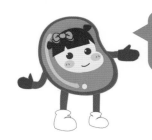

看到了吧，光原料不足导致的贫血就这么多种。

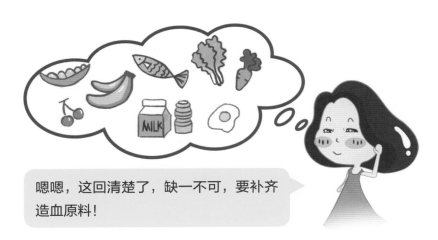

嗯嗯，这回清楚了，缺一不可，要补齐造血原料！

针对慢性炎症（假性缺铁）导致贫血的治疗方法

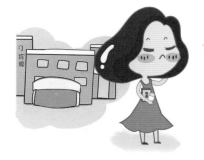

大夫，难道我身体里藏了一个吞铁兽吗？口服了这么多铁剂，一点儿用都没有。

首先我们要判断一下，你的身体里是真缺铁还是假缺铁，如果是假缺铁，补充铁剂反而是负担。

非缺铁性贫血的判断指标：血清铁蛋白 > 800μg/L 或转铁蛋白饱和度 ≥ 50%，当满足上述 1 项指标时，不需要补铁。这时候补充乳铁蛋白、鱼油降低炎症反应，促进铁的释放，改善贫血。

当铁蛋白处于 30 ~ 800μg/L 且转铁蛋白饱和度处于 20% ~ 50%，这时候不仅要考虑补充铁剂，还可以辅助补充乳铁蛋白降低炎症，促进铁的吸收来改善炎症和缺铁并存导致的贫血。

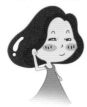

噢，假性缺铁就要先消灭炎症！

针对造血生长因子异常导致贫血的治疗方法

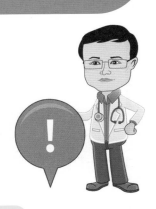

- **注射 EPO 要听从医嘱**

医生会根据患者的这种情况选用重组人促红细胞生成素来治疗造血因子异常导致的贫血。

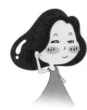

还需要抗炎,前面不是说炎症导致EPO失灵了吗?

炎症因子

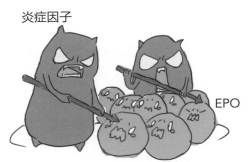

EPO

你还记得,看来你是认真听了!

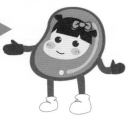

造血干细胞异常导致贫血的治疗方法

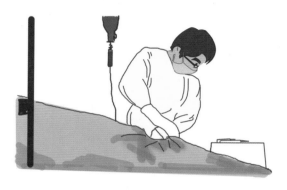

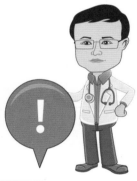

异基因造血干细胞移植，这种情况比较适用于骨髓造血功能衰竭或严重遗传性贫血。这在淋巴瘤患者中应用比较多。

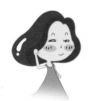

明白了，其实关键还是要听从医嘱！那中医能不能治疗贫血啊？

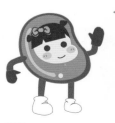

中医在治疗贫血的过程中，除调理脾胃、补益气血外，还针对贫血的病因对应治疗，配合有利于血液化生的中药，具体要听中医的。

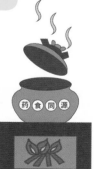

药食同源

肿瘤患者
贫血的预防

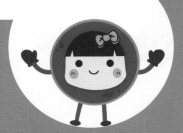

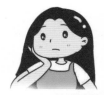

我在想怎么能够提前预防，不出现贫血。

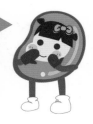

对喽，这是防患于未然之道。肿瘤患者日常一定要定期监测血常规，勤记录每次血常规数据，若出现前述贫血症状应及时就诊，寻找贫血病因，积极治疗。

● **血常规指标的监测**

当你的血常规指标出现血红蛋白＜ 110g/L，或低于基线值 20g/L 的监测情况，需要进一步检查降低原因，及时干预。

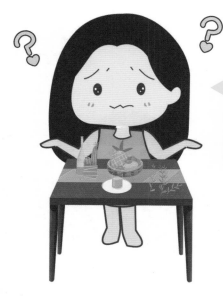

这个是自然，肿瘤患者化验血常规还是挺频繁的。饮食上我该怎么吃呢？

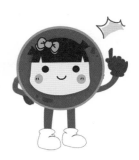

看这个宝塔和这个表格，照此执行吧。

中国居民平衡膳食宝塔（2016）

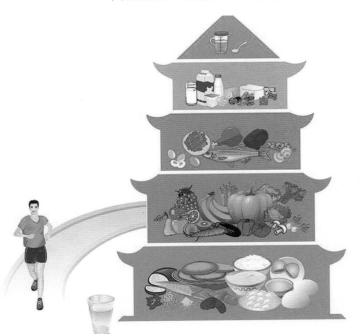

每天活动 6 000 步

中国营养学会
Chinese Nutrition Society

盐	<6 克	奶及奶制品	300 克	畜禽肉	40～75 克
油	25～30 克	大豆及坚果类	25～35 克	水产品	40～75 克
				蛋 类	40～50 克
蔬菜类	300～500 克	谷薯类	250～400 克	水 1 500～1 700 毫升	
水果类	200～350 克	全谷物和杂豆	50～150 克		
		薯类	50～100 克		

合理安排饮食

- **含蛋白质丰富的食物**

瘦肉、蛋类、鱼类、鸡鸭肉、乳类、豆制品等含有丰富的优质蛋白质，可为造血提供原料。

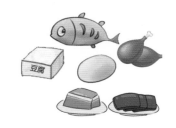

- **含叶酸丰富的食物**

新鲜蔬菜，如西蓝花、莴苣、菠菜、花椰菜、油菜等含叶酸丰富。深绿色蔬菜占每天食用蔬菜的一半以上。

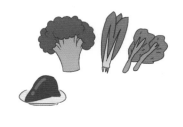

- **含铁、维生素丰富的食物**

枸杞、红小豆、黑芝麻、猪肝、动物血、黄鳝、菠菜、莴笋、木耳等。

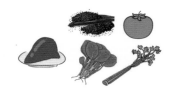

- **新鲜的水果**

建议食用应季的新鲜水果。维生素、矿物质、抗氧化物质含量高，水果中高含量的维生素 C 可以促进铁的吸收。

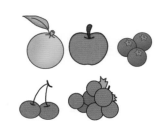

！特殊注意事项

①贫血时注意休息、避免剧烈活动。

②不建议贫血患者献血。

③避免使用抑制铁吸收的药物：四环素、土霉素、强力霉素或喹诺酮类抗生素、左旋多巴、甲状腺素、钙剂或镁剂、抑酸药、非甾体抗炎药等。

④减少食用抑制铁吸收的食物：高脂肪食物、茶、咖啡、含鞣酸的蔬菜和水果、桃仁、杏仁、海带等。

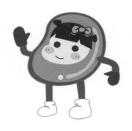

以上就是根据《中国居民膳食指南（2016）》制定的合理安排饮食表，希望你合理调节饮食。

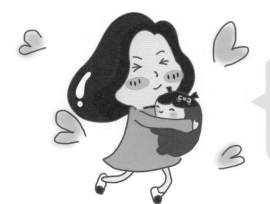

哎呀，我真是错怪你了。我要反思自己，健康生活，合理饮食管理指标，防患未然。

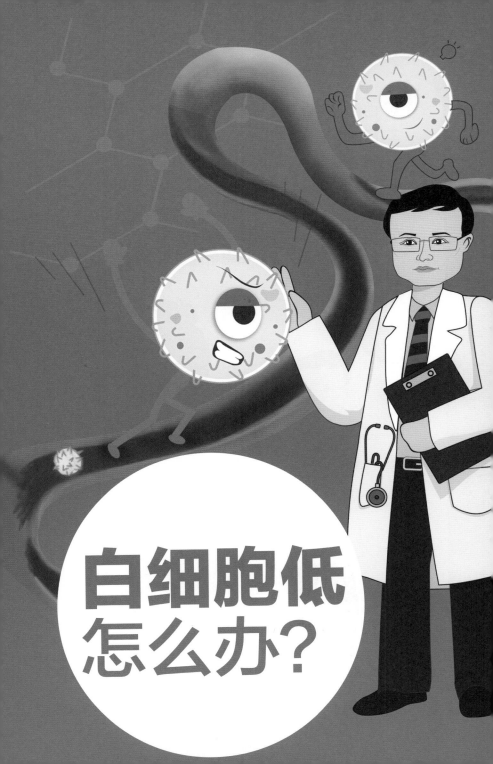

白细胞低
怎么办？

主要
人物

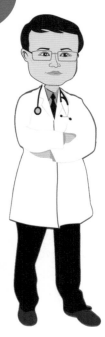

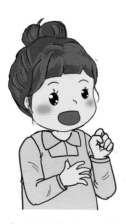

（家属）安贝儿

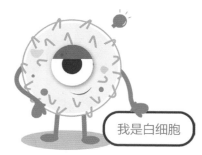

我是白细胞

丛医生

血常规

项目	结果	单位	参考值	
白细胞计数	2.71	10^9/L	3.50 ~ 9.50	↓
中性粒细胞百分数	66.8	%	40.0 ~ 75.0	
中性粒细胞绝对值	1.71	10^9/L	1.80 ~ 6.30	↓
淋巴细胞百分数	24.4	%	20.0 ~ 50.0	
淋巴细胞绝对值	0.66	10^9/L	1.10 ~ 3.20	↓
单核细胞分数	7.7	%	3.0 ~ 10.0	
单核细胞绝对值	0.21	10^9/L	0.10 ~ 0.60	
嗜酸性粒细胞百分数	1.1	%	0.4 ~ 8.0	
嗜酸性粒细胞绝对值	0.03	10^9/L	0.02 ~ 0.52	
嗜碱性粒细胞百分数	0	%	0 ~ 1.0	
嗜碱性粒细胞绝对值	0	10^9/L	0 ~ 0.06	↓
红细胞计数	2.57	10^{12}/L	3.80 ~ 5.10	
血红蛋白	84	g/L	115 ~ 150	
红细胞比容	0.255	L/L	0.35 ~ 0.45	
平均红细胞容积	99.2	fL	82.0 ~ 100.0	
平均红细胞血红蛋白量	32.7	pg	27.0 ~ 34.0	
平均红细胞血红蛋白浓度	329	g/L	316 ~ 354	
红细胞分布宽度标准差	55.5	fL	37.0 ~ 54.0	
红细胞分布宽度变异系数	16.9	%	11.0 ~ 15.0	
血小板计数	272	10^9/L	100 ~ 350	
血小板平均体积	11.1	fL	7.0 ~ 13.0	
大型血小板比率	32.6	%	13.0 ~ 43.0	
血小板体积分布宽度	13.2	fL	9.0 ~ 17.0	
血小板比积	0.0030	L/L	0.0011 ~ 0.0030	

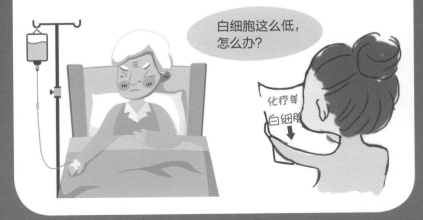

白细胞这么低，怎么办？

化疗单

白细胞

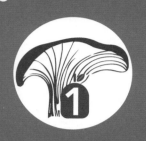

白细胞简介及
生成过程

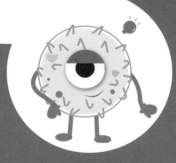

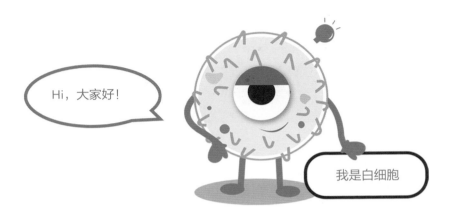

我们白细胞是一个族群

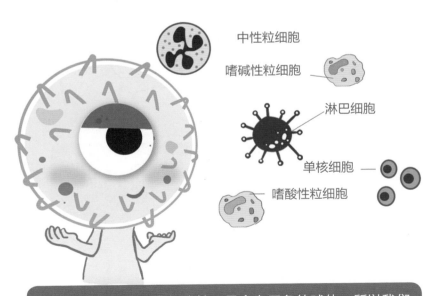

中性粒细胞

嗜碱性粒细胞

淋巴细胞

单核细胞

嗜酸性粒细胞

我们共同的特征是有细胞核,是全身无色的球体,所以我们统一的名字叫白细胞。

白细胞是多种细胞的总称，由造血干细胞分化得来。中性粒细胞是白细胞中数量最多的，白细胞的减低主要是中性粒细胞的减低。

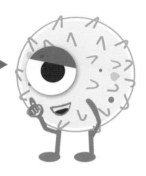

什么？！白细胞这么低了！

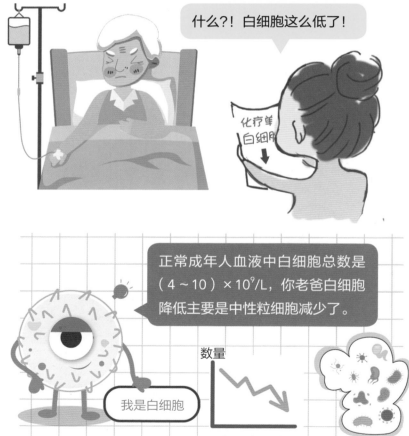

正常成年人血液中白细胞总数是（4～10）×10⁹/L，你老爸白细胞降低主要是中性粒细胞减少了。

数量

我是白细胞

中性粒细胞

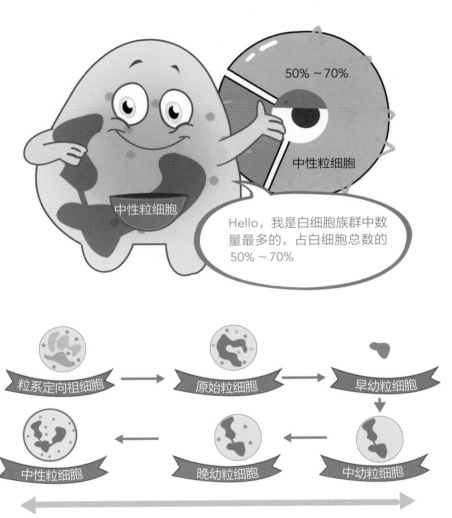

生长过程（从出生到长大需要 7 ~ 14 天的时间）

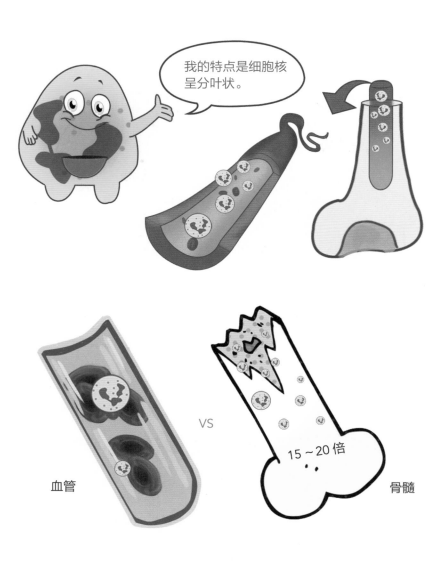

中性粒细胞成熟后，一部分释放入血，一部分依然储存在骨髓中，其数量是血管中的中性粒细胞的 15～20 倍。

当人体需要的时候，骨髓中贮存的成熟中性粒细胞可迅速释放入外周血管中。

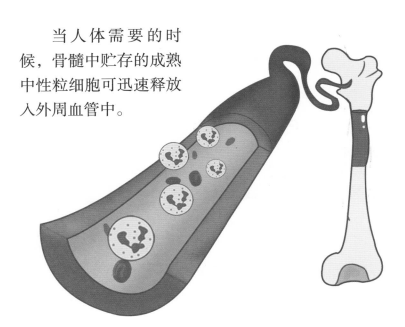

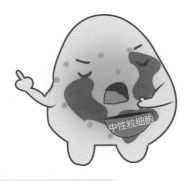

我在血管内的停留时间平均为6~8小时，我们一旦走出血管进入组织中就不能返回了。

中性粒细胞

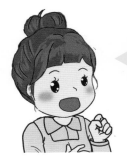

原来是这样啊。为什么你们的族群中有一些名字后边有粒细胞字样？

嗜酸性粒细胞　　　　　嗜碱性粒细胞

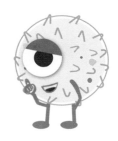

是啊，他们胞浆内都有嗜色颗粒，所以他们又统一叫粒细胞，属于有粒白细胞。这两种粒细胞比例很小。

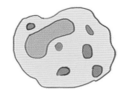

嗜酸性粒细胞（0.5%～5%）
嗜酸性粒细胞胞浆中有较大的椭圆形嗜酸性颗粒。

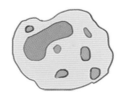

嗜碱性粒细胞（0～1%）
嗜碱性粒细胞胞质中含较大的碱性染色颗粒。

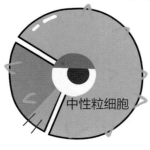

■ 嗜碱性粒细胞
■ 嗜酸性粒细胞

中性粒细胞

单核细胞   淋巴细胞

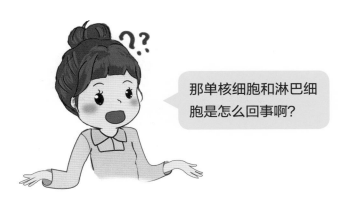

那单核细胞和淋巴细胞是怎么回事啊？

单核细胞
3%～8%

堂兄弟

淋巴细胞
20%～40%

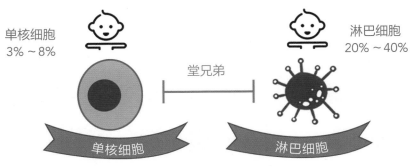

单核细胞

淋巴细胞

出生于骨髓造血干细胞，在血液中可停留 2～3 天，之后迁移到组织中发育成为巨噬细胞。

是体积最小的白细胞，是一类具有免疫识别功能的细胞系。

淋巴细胞
单核细胞

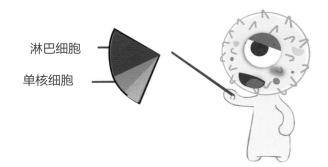

成熟粒细胞，从骨髓进入血液，正式"踏入社会"开始工作。

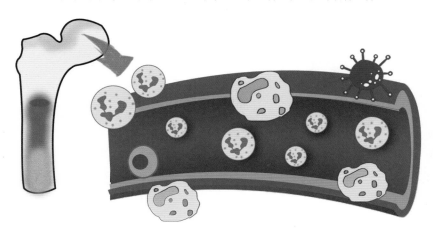

白细胞分为有粒白细胞（中性粒细胞、嗜酸性粒细胞、嗜碱性粒细胞）和无粒白细胞（单核细胞、淋巴细胞）。成熟的粒细胞有一部分会从骨髓进入血液，正式开始工作，也就是我们看到的血常规里的指标了。

总结

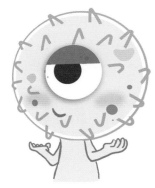

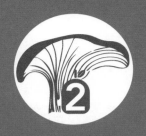

白细胞的作用

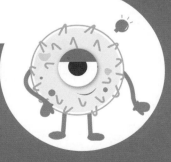

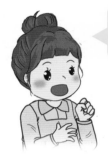

都说你们是人体卫士，那你们是如何保护人体的呢？

嘿，这点好多人不知道。我们有一个特殊的本领，就是会变形。

七十二变？

变 变 变

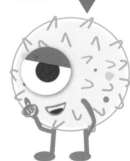

白细胞的变形作用

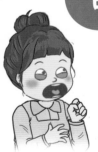

七十二变倒没有，只这一个"技能"就可以让我们来去自由。你看，我们有一个伪足。

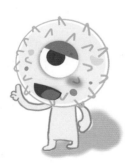

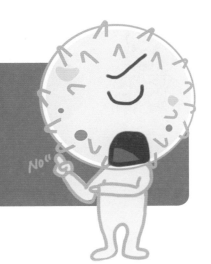

"白细胞渗出"

我们通过变形渗出到组织,在组织内游走巡查,哪里发生炎症,我们就会跑到哪里,起到防御作用。

发炎的时候你们看到的白细胞指标就是升高的。

"伪足" = 变形

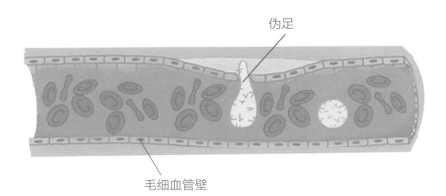

伪足

毛细血管壁

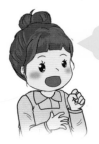

你们是怎么发现炎症或者细菌毒素的呢?

白细胞的趋化作用

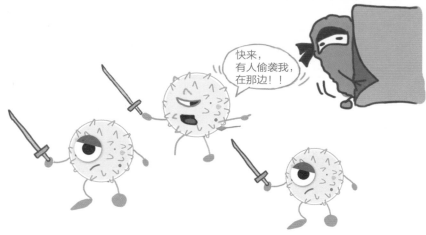

在周围巡逻的白细胞接收到信号后,就向遭受袭击的部位移动了,这个求救信号医学上叫作趋化因子。

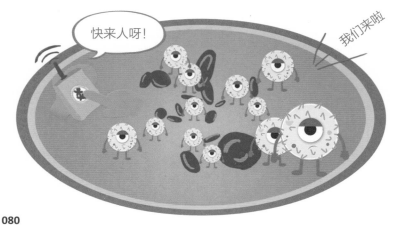

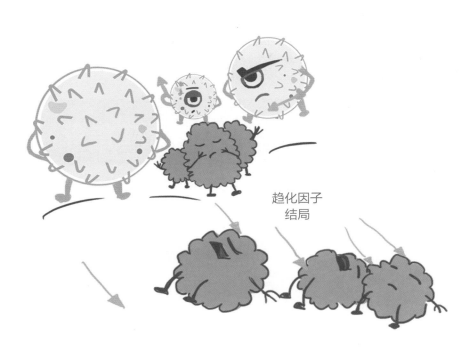

趋化因子
结局

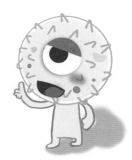

像人体细胞的降解产物、抗原抗体 - 复合物、细菌毒素、细菌这些都属于趋化因子。白细胞向趋化因子移动的行为医学上叫作趋化性。以后医生再说趋化你就能懂了。

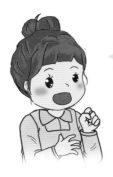

哦，到达目标位置后你们怎么消灭他们呢?

白细胞的吞噬作用

是的。集聚到炎症部位后，吞噬细菌、剿杀异物，不让身体受到伤害，这就是我们的工作。

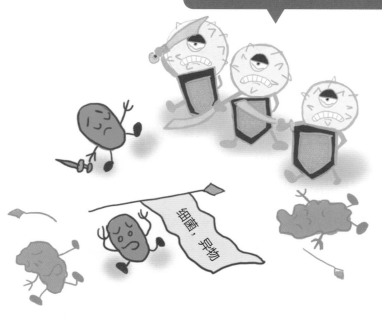

　　我们在骨髓中长大后就被释放到血液里，随着血液到达各个组织、器官，祖祖辈辈从事这样一份艰巨而光荣的工作。

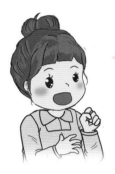

白细胞有那么多种，它们都是怎么发挥作用的呢？

各种白细胞的分工

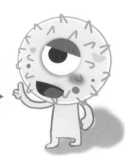

我们先来了解中性粒细胞的作用吧。中性粒细胞具有吞噬作用。

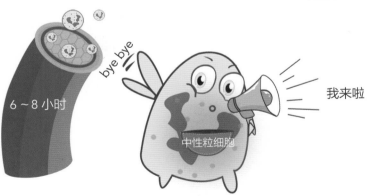

bye bye

6～8 小时

中性粒细胞

我来啦

正常情况下我们在血管里停留 6～8 小时，就去组织中执行任务不能回来了。

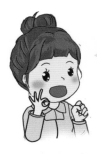

你们到组织中执行什么任务呢?

杀敌。平时我们随着血液循环巡逻,如果有细菌、病毒入侵,身体就会发出求救信号,我们就会把细菌或病毒吃掉。

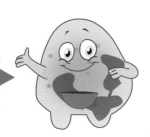

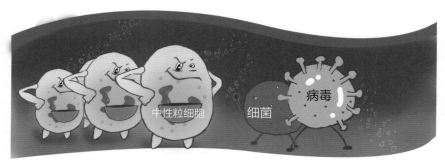

中性粒细胞　　细菌　　病毒

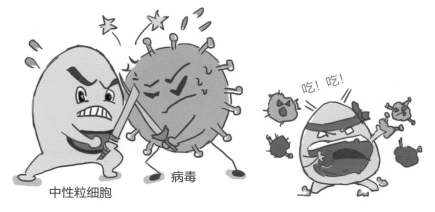

中性粒细胞　　病毒

给你们点赞！有的时候身体某个部位不小心被划破了，过几天会化脓，是你们搞的事儿吗？

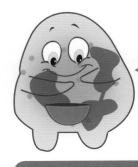

看，这是我体内的消化的酶，它叫溶酶体酶。这些酶会把我吃掉的细菌或者组织碎片消化分解。

溶酶体酶

当我们吃掉数十个细菌后，我们自己就会解体，我们体内的溶酶体酶就流出来了，就形成了脓液。

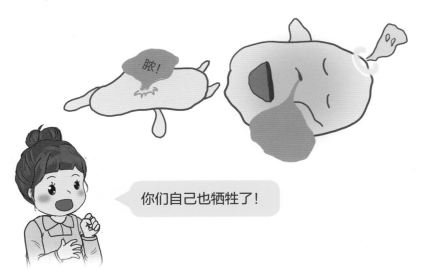

脓！

你们自己也牺牲了！

化疗患者由于药物的毒性作用，白细胞最容易先受损。如果低到一定程度，细菌、病毒入侵时，我们数量不足，就打不过细菌、病毒了，就发生感染了。

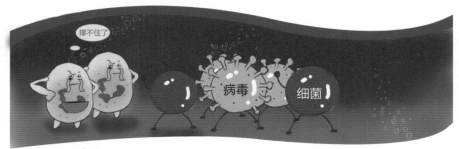

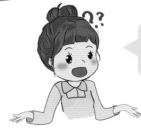

哦，看来必须要重视中性粒细胞的变化了。

丛医生小结

在白细胞族群中，中性粒细胞是最多的。当身体发生炎症，骨髓中储存的中性粒细胞大量释放到外周血，这个时候化验血常规会发现白细胞特别高，尤其是中性粒细胞的升高，医生会告诉患者考虑细菌感染的发生。当中性粒细胞小于 1×10^9/L 时，这种情况在放化疗患者Ⅲ度骨髓抑制时常常出现，人体的免疫力会明显降低。敌人多，军队少，就容易打败仗，发生感染的风险很高。

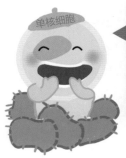

单核细胞

我在血液待 10～20 小时后进入组织，然后发育成了大胖子。我吃细菌的数量是中性粒细胞的 5 倍，大的细菌和更大的颗粒都逃不过我。医生管我叫单核 - 巨噬细胞。

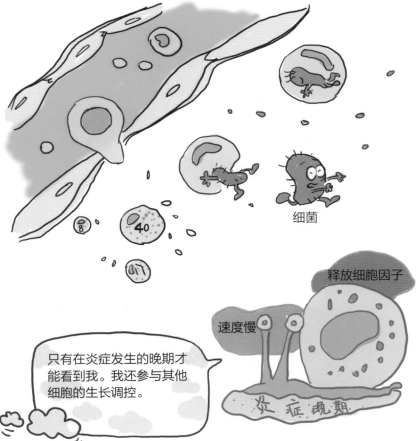

细菌

释放细胞因子

速度慢

炎症晚期

只有在炎症发生的晚期才能看到我。我还参与其他细胞的生长调控。

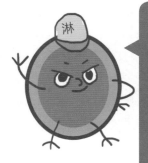

淋巴细胞
我在整个免疫系统功能中起核心作用。在我们淋巴细胞的小家庭中又分为T淋巴细胞、B淋巴细胞和自然杀伤细胞（NK细胞）。T淋巴细胞参与细胞免疫，B淋巴细胞参与体液免疫，NK细胞能够直接杀伤被病毒感染的自身细胞或者肿瘤细胞。

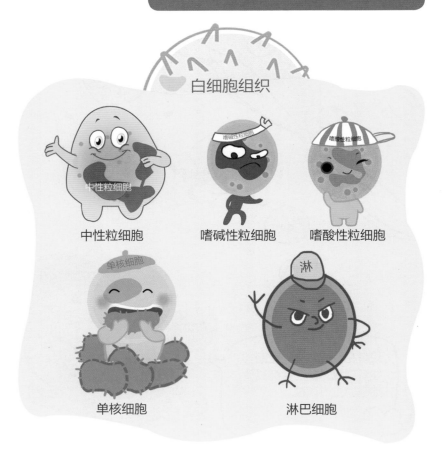

白细胞组织

中性粒细胞　　嗜碱性粒细胞　　嗜酸性粒细胞

单核细胞　　淋巴细胞

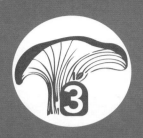

白细胞减低的原因

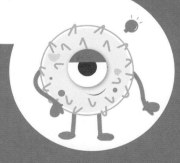

1. 白细胞生成减少

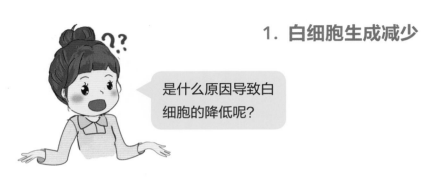

是什么原因导致白细胞的降低呢?

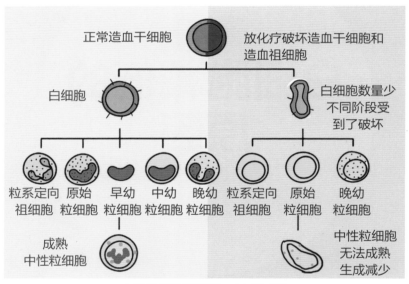

中性粒细胞需要 7～14 天成熟

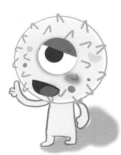

放化疗等治疗手段会从源头对造血干细胞、祖细胞或者细胞发育的不同阶段造成破坏、损伤或者抑制,这样中性粒细胞的生成就减少了。

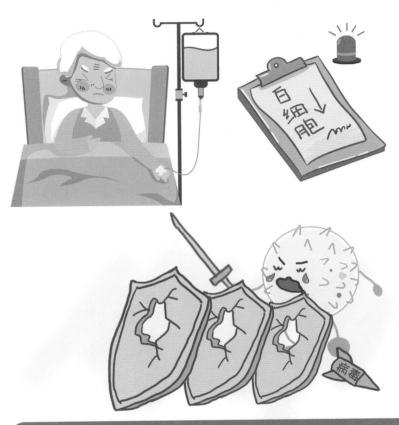

一定剂量的化疗药物、解热镇痛药物、抗生素等，会对中性粒细胞产生不同程度的抑制或者免疫反应，这也是其生成减少的原因。

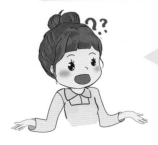

那肿瘤治疗呢？

※ 放化疗引起的中性粒细胞减少

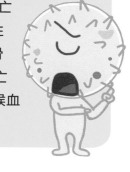

正常情况下中性粒细胞 8～12 小时死亡一半，骨髓只有持续的造血，才能保持中性粒细胞数量充足。但使用化疗药物会抑制骨髓的造血功能，导致成熟的中性粒细胞死亡后骨髓来不及生产新的中性粒细胞。这时候血常规显示的就是白细胞和中性粒细胞减少。

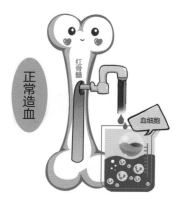

正常造血

红骨髓

血细胞

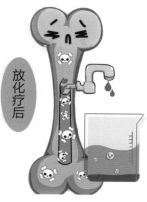

放化疗后

骨髓就像自来水水源，平时不断地向蓄水池里放水，水池里的水会去浇灌身体，达到平衡了。

放化疗后，水源遭受破坏，生产力下降，水池子里的水依然要流向身体各个地方，就会变得越来越少。

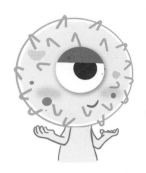

但这个水源被破坏的程度也取决于化疗方案和药物的剂量。破坏程度高就会导致白细胞在一个很长的时间处于非常低的水平。

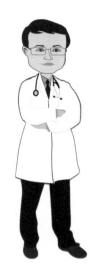

骨髓抑制也称骨髓功能抑制，是各种因素导致的骨髓中造血干细胞的活性下降、功能减低，无法产生足够的血细胞，导致了血液中白细胞、红细胞、血小板计数的减少，引起了感染、贫血、出血等骨髓抑制症状。

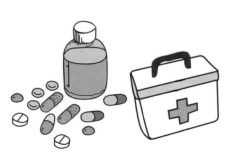

用药剂量大

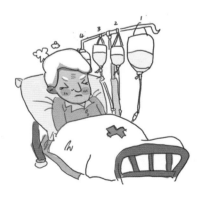

化疗间隔时间短

骨髓抑制的发生跟化疗药物有很大的关联性。

紫杉醇、氟尿嘧啶、吉西他滨等，这类药物是细胞周期特异性细胞毒药物。从化疗后开始在第 7-14 天白细胞和中性粒细胞降到低谷，在 14～21 天恢复正常。

阿霉素、环磷酰胺等药物，在化疗后一周开始下降，在第 10～14 天降到最低，在第 21～24 天白细胞和中性粒细胞恢复正常。这类药物属于细胞周期非特异性药物。

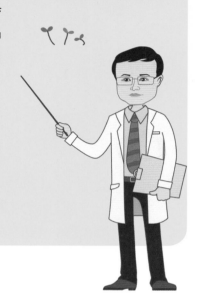

也就是说不同的药物出现的骨髓抑制时间是不同的。这跟用药剂量有关系吗？

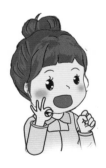

那当然啦！

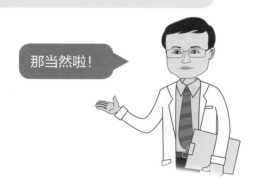

中性粒细胞成熟障碍

　　患者叶酸、B_{12} 缺乏，会导致中性粒细胞的成熟缺乏原材料，发生成熟障碍。还有一种疾病"骨髓增生异常综合征"也会导致中性粒细胞成熟障碍。

中性粒细胞分布异常

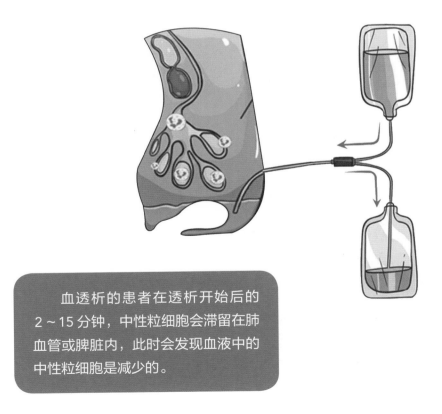

　　血透析的患者在透析开始后的 2～15 分钟，中性粒细胞会滞留在肺血管或脾脏内，此时会发现血液中的中性粒细胞是减少的。

中性粒细胞破坏或消耗增多

像系统性红斑狼疮、类风湿关节炎、肝炎等患者，中性粒细胞会和他们体内的抗原或者抗体形成复合物，这些复合物就会被免疫细胞或者免疫器官破坏掉，这是免疫因素导致的中性粒细胞被破坏。

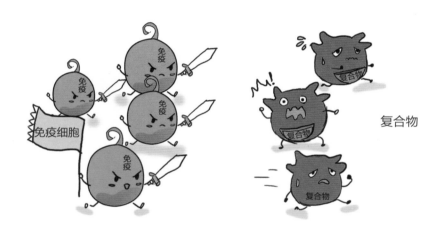

如果发生感染或者败血症，中性粒细胞就去杀敌了，所以在血液和炎症部位消耗过多。肝硬化、脾大的患者中性粒细胞在脾内滞留破坏增多。

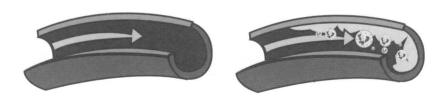

细胞凋亡

中性粒细胞

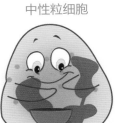

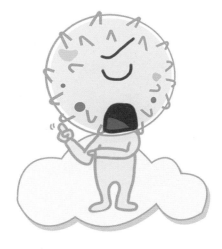

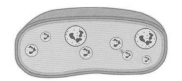

中性粒细胞在血液中停留 8 小时左右会进入组织

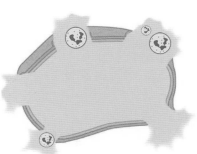

8 ～ 12 小时就会死掉一半

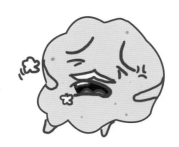

4 ～ 5 天全部衰老死亡，或从消化道排出

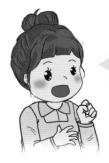

中性粒细胞长得慢，死得快呀。其他类型的白细胞也是很快死亡吗？

单核细胞

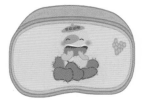

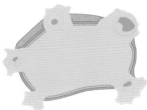

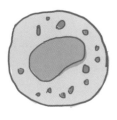

单核细胞在血液停留2~3天后进入组织

长成巨噬细胞

在组织生存3个月左右

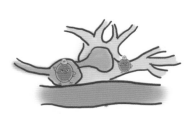

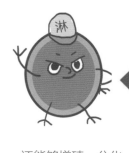

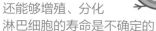

淋巴细胞可以往返于血液、组织和淋巴结之间

还能够增殖、分化
淋巴细胞的寿命是不确定的

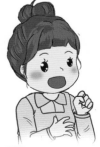

明白，我们平时测的都是血液里的白细胞。只有血液里的细胞保持一定的标准，才有足够的兵力抵御外来入侵。

总结

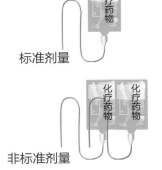

标准剂量

中性粒细胞减少时间
6～8天

非标准剂量

中性粒细胞减少时间
时间更长

> 骨髓抑制具有药物剂量依赖性。标准剂量化疗引起中性粒细胞的减少持续时间约6～8天，也有患者时间会更长。

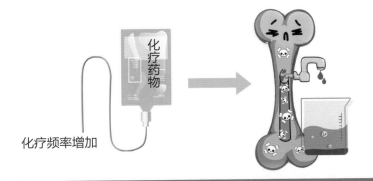

化疗频率增加

> 随着化疗频率的增加，患者的骨髓造血干细胞受到破坏，造血功能降低，发生白细胞减低的机会更多，持续时间也更长。如果中性粒细胞减低的时间大于3周（21天），其发生合并感染的风险明显增高。

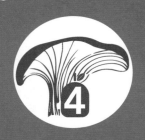

白细胞减低的危害

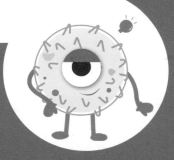

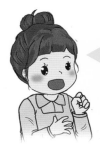

化疗频率越高、化疗次数越多、用药剂量越大，骨髓功能损伤就越厉害，那对身体有什么影响呢？

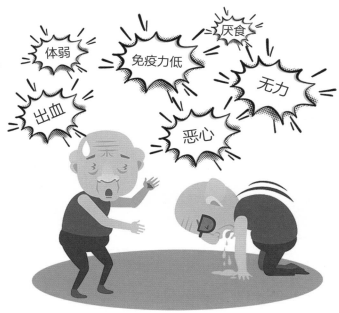

体弱

免疫力低

厌食

无力

出血

恶心

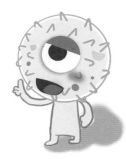

一般轻度减低没有什么症状。中、重度的中性粒细胞减低会出现感染、头晕、乏力、食欲不振等现象，也就是免疫力下降。

中重度的白细胞减低容易出现

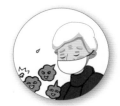

呼吸道感染

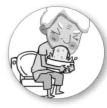

消化道感染
泌尿生殖道感染

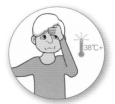

高热

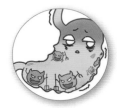

黏膜溃疡

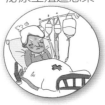

严重败血症

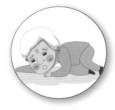

感染性休克

也就是说军队不够了，打不过外来入侵的细菌、病毒，就出现了那么多的感染症状。

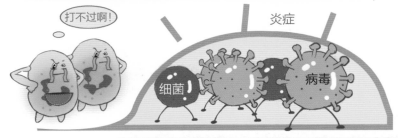

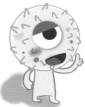

当出现 4 度骨髓抑制，中性粒细胞 < 0.5×10^9/L 时，没有足够的中性粒细胞去杀敌，感染部位表现不出炎症反应，没有脓液，有时，拍片子也看不出有炎症，却有可能危及生命。

白细胞降低最主要的是中性粒细胞降低对人体的危害。在治疗方面，中性粒细胞减低可能会影响下一个疗程用药剂量，或者延长下一疗程的治疗时间，或者更改化疗药物。这些改变可能会影响患者的疗效和生存时间。中性粒细胞降低要考虑到降低程度、减少的持续时间、有无合并感染等因素，这些与患者的死亡风险密切相关。

白细胞减低的
概念和分级

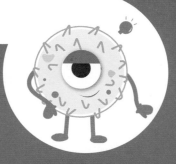

白细胞减低和中性粒细胞减低的定义和分级

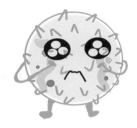

> 我的同胞们……

> 心疼你啊！每次医生说骨髓抑制跟你失去亲人有关系。

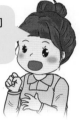

名称	1 度 骨髓抑制	2 度 骨髓抑制	3 度 骨髓抑制	4 度 骨髓抑制
白细胞	3 ~ 正常值	2 ~ < 3	1 ~ < 2	< 1
中性粒细胞	1.5 ~ 正常值	1 ~ < 1.5	0.5 ~ < 1	< 0.5

注：白细胞单位为 $\times 10^9/L$；中性粒细胞单位为 $\times 10^9/L$。

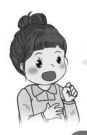

> 我父亲的白细胞是 2.79，中性粒细胞是 0.9，也就是说他的白细胞是在 2 度抑制期，中性粒细胞处在 3 度抑制，是这样看吧？

> 是的，1~2 度属于轻度抑制，3 度为中度抑制，4 度为重度减少了。

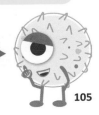

化疗后白细胞减低的治疗

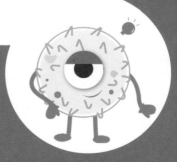

化疗后白细胞减低的预防和治疗

我听说有的患者化疗完就打升白针。

是这样的，升白针有两种，一种是短效的，一种是长效的。这个还是请丛医生说吧。

短效升白针的药物名称叫：重组人粒细胞集落刺激因子。它的作用是促进造血干细胞的增殖，增加粒细胞的生成和成熟。短效升白针于化疗结束后48小时后使用。看一下这个图。

粒细胞集落刺激因子作用后的表现——中性粒细胞曲线呈双峰

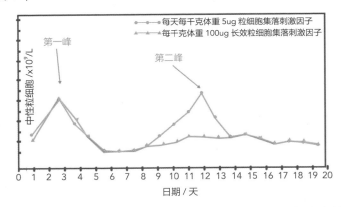

第一峰是粒细胞集落刺激因子促进骨髓中储存的成熟的粒细胞向外周血释放的结果。

第二峰是粒细胞集落刺激因子刺激骨髓粒系造血祖细胞加速增殖、分化、成熟和释放入血所致。

预防性使用升白针可选择短效升白针（重组人粒细胞集落刺激因子）或长效升白针（聚乙二醇化重组人粒细胞集落刺激因子）。

● 短效升白针

化疗后预防性使用短效粒细胞刺激因子，通常在化疗后 48 小时使用，使用短效升白针预防后，中性粒细胞升高的第一个高峰在化疗后的第 3 天出现；第二个高峰在化疗后第 12 天左右出现。

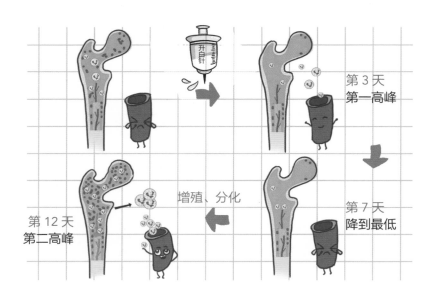

当白细胞升到 $10 \times 10^9/L$（中性粒细胞大于 $2 \times 10^9/L$）才可以停止使用升白针。

- **长效升白针**

长效升白针叫聚乙二醇化重组人粒细胞集落刺激因子，主要用于预防性升白治疗。在每周期化疗后的次日使用 1 次，不建议在化疗前 14 天内使用，也不建议在化疗后 24 小时内使用。打一次就可以。

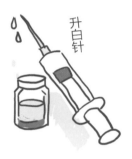

升白针

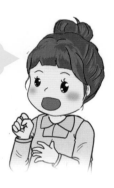

好复杂……

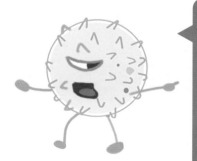

打个比喻吧，种子在发芽、生长、成熟的过程中需要催化剂。白细胞生成过程也需要催化剂，这个催化剂叫集落刺激因子。不同的细胞有相应的因子来调节，如粒细胞集落刺激因子、粒 - 巨噬细胞集落刺激因子、巨噬细胞集落刺激因子。

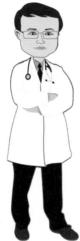

当中性粒细胞减低后使用的升白针属于治疗性升白针，我们选择短效升白针。它是模拟自身生成的粒细胞集落刺激因子来促进粒系前体细胞的增殖、分化，增强成熟的中性粒细胞的功能活性，动员骨髓中的前体细胞进入血液中。你看到的结果就是你父亲的白细胞升上去了。

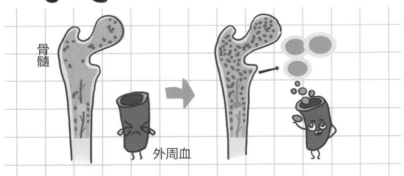

骨髓

外周血

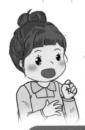

可是，为什么有时候打了升白针白细胞比之前更低呢？

可能是因为这个时候还在骨髓抑制期。白细胞的生成数量小于白细胞丢失数量，所以更少了，并不是升白针没有效果。

肿瘤患者需要注意：打升白针（粒细胞刺激因子）进行升白治疗，在使用一次升白细胞针后复查，发现中性粒细胞明显升高，而此时白细胞并不是骨髓新生成的，它是骨髓中储存的中性粒细胞释放入血了。但部分患者可能认为骨髓开始产生大量白细胞了，就停药了。其实这是不科学的，一旦停药，次日再检查白细胞会再次下降明显，影响后续治疗。

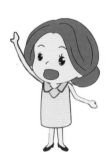

哦，是这些什么刺激因子自身生成出了问题。

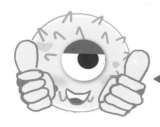

对噢，给你点个赞。

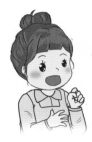

预防性升白细胞治疗时，该如何选择用长效和短效呢？

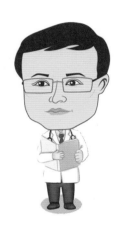

长效、短效升白针使用方法见附录 1。

　　长效升白针和短效升白针的预防效果相似，但短效升白针需要多次使用，多次去医院就诊，使用短效升白针相对不方便。长效升白针就打一次，使用方便。患者可根据自身情况自由选择。

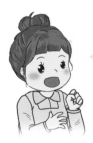

哦，记住了。升白针有啥副作用呢？

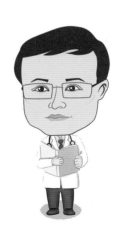

　　使用升白针后会出现发热、皮疹和肌肉骨骼疼痛等不良反应。这是因为药物刺激骨髓造血，生成大量各种白细胞，1～2 天后进入外周血管，疼痛会消失。

　　如果患者骨痛明显，可使用止痛药物，但要遵医嘱服用。

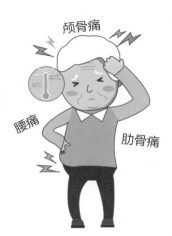

颅骨痛

腰痛

肋骨痛

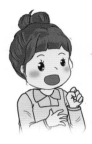

嗯嗯，那口服药物会不会好一些？

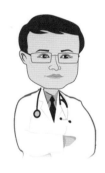

● 口服升白药使用方法见附录 2。

　　临床上有一些升白药，如地榆升白片、利可君、生血宝合剂、生血丸、复方皂矾丸等，口服升白药一般为中成药，作用缓和，起效慢，需要根据个人体质、肝肾功能遵医嘱选择。若出现白细胞降低严重，还是要打升白针。

嗯，是吃药还是打针，这个还是要听医生的。平时在饮食方面是不是也要注意啊？

那当然，饮食是基础，白细胞的产生也要有原材料，否则巧妇难为无米之炊啊。
在饮食方面提倡的是均衡营养，但最重要的是蛋白质类食物要充足。可以根据个人习惯合理搭配。

注：更多食物搭配见后中医食疗食谱。

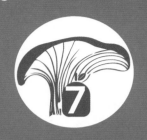

白细胞减低的照护和患者注意事项

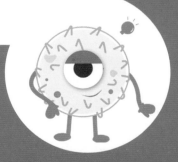

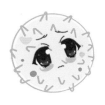

除了治疗方面，以下事情你也要多注意，要精心护理你父亲，避免白细胞减低合并的感染。

避免呼吸系统感染

避免受凉，避免空调，避免去人多拥挤的地方。

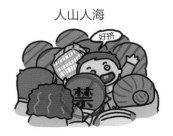

避免消化系统感染

避免进食不干净蔬菜、长久存放的饭菜等食物，水果尽量去皮吃。

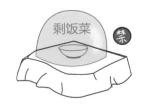

避免泌尿系统感染

建议多饮水多排尿，尤其是女性，夏季因为天气热容易出现脱水、尿液减少、排尿次数减少的现象。

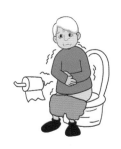

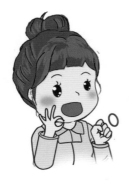

好的，你提醒的这些太重要了。

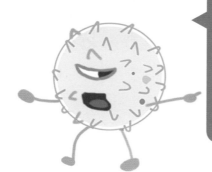

再叮嘱你一次，化疗后第 3～5 天复查血常规，发现白细胞减低，遵医嘱治疗，并建议隔日或隔 2 日复查血常规直到白细胞升到 10× 10^9/L（俗称一万），可以停药。

嗯嗯，记住了。关于这点刚才丛医生特别强调了。我最担心的也是感染。

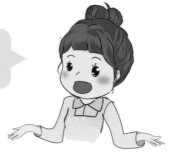

• 治疗期间如果出现以下情况可能合并感染了，要及时到医院就诊。

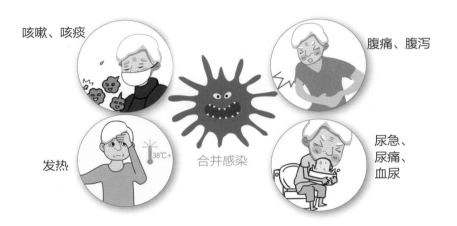

咳嗽、咳痰

腹痛、腹泻

发热　合并感染

尿急、尿痛、血尿

我发现一个现象，我老爸的白细胞恢复的时间好像延长了。

随着化疗次数的增加，白细胞降低出现的可能性越大，出现的时间可能提前，升白治疗的时间可能延长。每个人的体质不一致，所以要遵医嘱定期复查并记录白细胞、粒细胞的值，动态监测变化趋势，有病情变化及时就医。

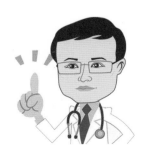

附录

附录 1：预防性升白针使用方法

升白针类别	使用时间	使用剂量	使用次数	注射部位
短效升白针	化疗后 48 小时后	5ug/kg	每日一次	皮下或静脉注射
长效升白针	化疗后 24～48 小时后	6mg 或 100ug/kg	只一次	皮下注射

附录 2：口服升白药使用方法

升白药种类	服用方法	服用次数	作用
地榆升白片	每次 2～4 片	每日 3 次	升高白细胞
利可君	每次 1 片	每日 3 次	预防和治疗白细胞减低和血小板减低
生血宝合剂	每次 15ml	每日 3 次	用于白细胞减低
生血丸	每次 5g	每日 3 次	用于全血细胞减少
复方皂矾丸	每次 7～9 丸	每日 3 次，餐后立即服用	用于白细胞减少症、血小板减少症和放化疗所致的骨髓损伤

注：以上升白针或中成药使用方法仅供参考，请结合药品说明书或遵医嘱使用。

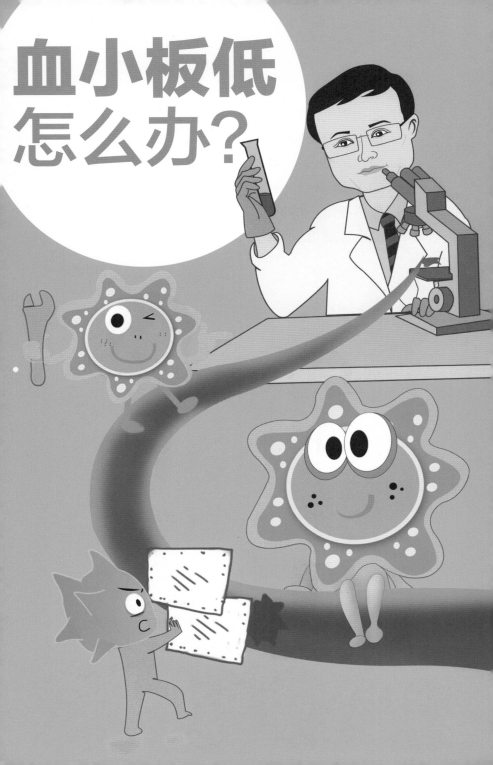

血小板低
怎么办?

主要
人物

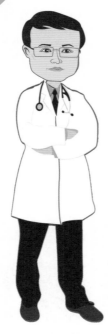

丛医生

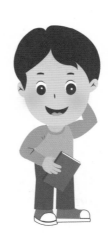

爱思考

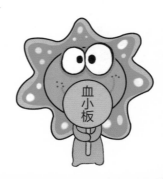

血小板

血常规

项目	结果	单位	参考值
白细胞计数	2.71	10^9/L	3.50 ~ 9.50
中性粒细胞百分数	66.8	%	40.0 ~ 75.0
中性粒细胞绝对值	1.81	10^9/L	1.80 ~ 6.30
淋巴细胞百分数	24.4	%	20.0 ~ 50.0
淋巴细胞绝对值	0.66	10^9/L	1.0 ~ 3.2
单核细胞百分数	7.7	%	3.0 ~ 10.0
单核细胞绝对值	0.21	10^9/L	0.10 ~ 0.60
嗜酸性粒细胞百分数	1.1	%	0.4 ~ 8.0
嗜酸性粒细胞绝对值	0.03	10^9/L	0.02 ~ 0.52
嗜碱性粒细胞百分数	0	%	0 ~ 1.0
嗜碱性粒细胞绝对值	0	10^9/L	0 ~ 0.06
红细胞计数	2.57	10^{12}/L	3.80 ~ 5.10
血红蛋白	84	g/L	115 ~ 150
红细胞比容	0.255	L/L	0.35 ~ 0.45
平均红细胞容积	99.2	fL	82.0 ~ 100.0
平均红细胞血红蛋白量	32.7	pg	27.0 ~ 34.0
平均红细胞血红蛋白浓度	329	g/L	316 ~ 354
红细胞分布宽度标准差	55.5	fL	37.0 ~ 54.0
红细胞分布宽度变异系数	16.9	%	11.0 ~ 15.0
血小板计数	85	10^9/L	100 ~ 350	↓
血小板平均体积	11.1	fL	7.0 ~ 13.0
大型血小板比率	32.6	%	13.0 ~ 43.0
血小板体积分布宽度	13.2	fL	9.0 ~ 17.0
血小板比积	0.0030	L/L	0.0011 ~ 0.0030

血小板降低了，对肿瘤患者有什么影响吗？

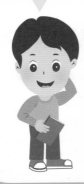

嗯，血小板降低到一定程度就会导致化疗药物减量或者治疗延期！严重时还可能导致凝血功能紊乱、自发性出血，甚至危及生命。

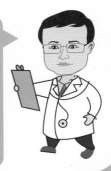

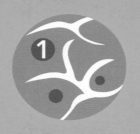

血小板的
生成和作用

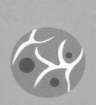
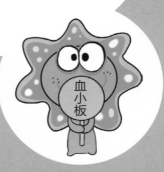

血小板

血小板的生成

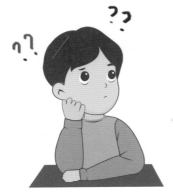

血液里有白细胞、红细胞、还有血小板。奇怪,为什么血小板的名字没带"细胞"?

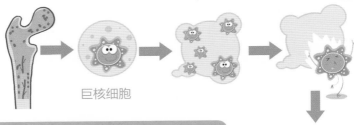

巨核细胞

你看,这是我的妈妈——巨核细胞。她在骨髓中成熟后,细胞膜凸起,带着里面的细胞质一起脱落。这脱落下来的细胞质小块就是我。平均每个巨核细胞能生成2 000个(200～7 700个)血小板。然后我就顺着骨髓的血窦进入了血液。

我是细胞碎片,是细胞膜包裹的小块细胞质,也没有细胞核。因为不算是完整的细胞,所以名字里没带"细胞"二字。

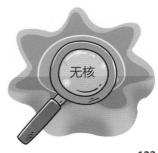

无核

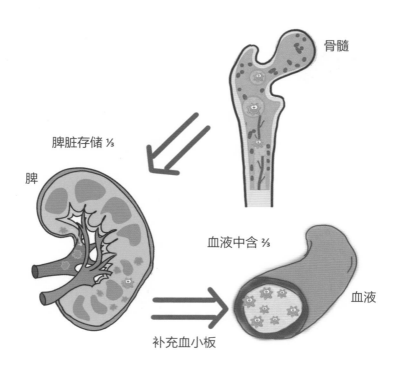

骨髓

脾脏存储 ⅓

脾

血液中含 ⅔

血液

补充血小板

　　我们生成后先要通过脾脏，有三分之一储存在脾脏中。储存在脾脏中的血小板组成血小板仓库，随时补充外周血中不足的血小板。

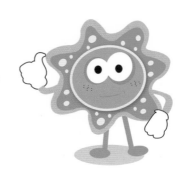

我们的寿命是 7 ~ 14 天，每天有十分之一的血小板要更新，衰老的血小板大多数在脾脏被清除掉。

血小板的作用

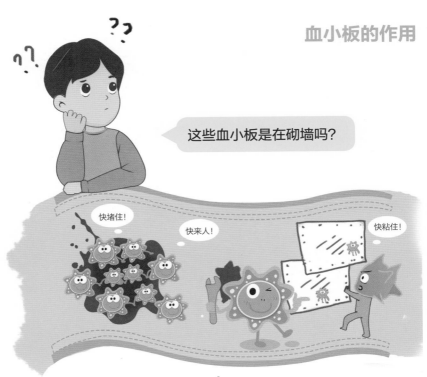

哦,这一处血管破损了,我们血小板的作用就是第一时间凝集在破损部位,把这儿堵住,避免失血过多引发贫血。

你看,这儿也有创伤,血小板在陆续粘附在这个创伤上,形成一片尺寸精准的补丁,把创伤面贴起来。接下来就会通过一个纤维蛋白网把补丁加固,这样就止血了。然后再经过修复,这个创伤慢慢就愈合了。

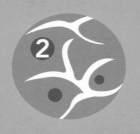

血小板降低的原因

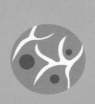
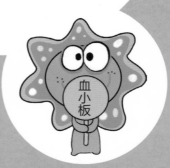

血小板降低的原因

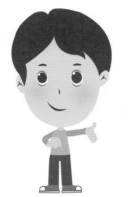

这样来看血小板可不能降低，一旦降低太多就会出大麻烦了。

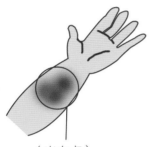

（出血点）

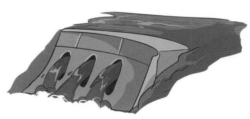

（血液决堤）

你还别说，在肿瘤患者中确实有几种原因会造成血小板降低。因此肿瘤患者要特别注意。

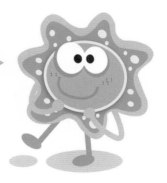

你说说看，有哪些原因会造成血小板降低？

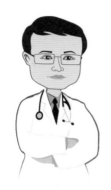

总体来说，有四种原因：生成减少、破坏增加、消耗过多、分布异常。

● **生成减少**

首先是生成减少。肿瘤细胞一旦侵入骨髓，会对骨髓造成破坏。我们的妈妈巨核细胞就生活在骨髓中，巨核细胞遭到破坏，血小板生成自然就会减少。

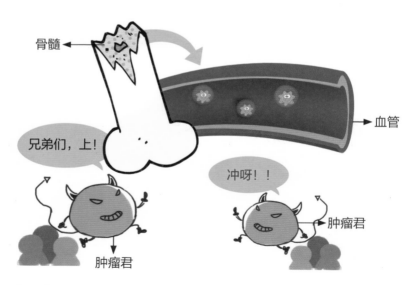

常见侵犯骨髓的肿瘤：淋巴瘤、乳腺癌、前列腺癌、胃肠道癌、神经母细胞瘤、恶性黑色素瘤、肾上腺癌、横纹肌肉瘤等。

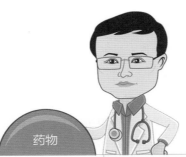

药物

导致血小板生成减少的化疗药物	含吉西他滨方案（13.5%） 含铂类方案（13.2%） 蒽环类、紫杉类药物等
导致血小板生成减少的靶向药物	阿帕替尼（25.0%） 伊马替尼（11.0%） 舒尼替尼（74.3%） 利妥昔单抗（3/4级，1.7%） 西妥昔单抗（4.5%）等

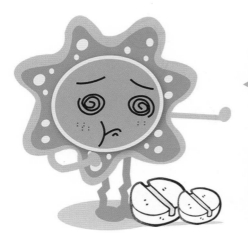

在治疗过程中，放射线、部分化疗药物、靶向药物也会影响巨核细胞和血小板的数量和功能，使得血小板生成减少。有使用上述这些药物的患者一定要关注血小板的变化。

● 破坏增加

其次是血小板的破坏增加。研究表明，有些原因（如药物、恶性肿瘤、重症感染等）会导致血液中出现抗血小板抗体，这些抗体会诱导免疫系统攻击血小板，使血小板遭到破坏。例如奥沙利铂累积使用量 > 850mg/m^2 时，发生免疫性血小板降低的风险更高。

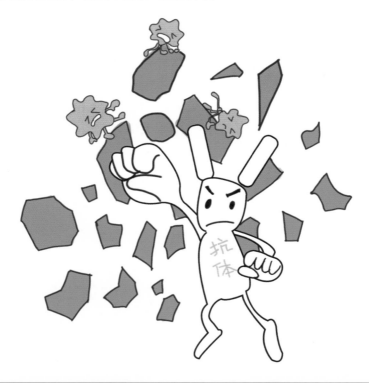

有一种疾病叫作 ITP（特发性血小板减少性紫癜），是自身免疫系统莫名地开始攻击血小板，导致血小板数量显著下降。这种疾病原因不明，需要请医生来进行鉴别。

- **消耗过多**

第三是血小板消耗过多。有些患者长期卧床或久坐，下肢静脉回流差，就容易发生下肢静脉血栓。在形成血栓的过程中血小板被大量消耗，留在血液中的血小板数量就会减少。

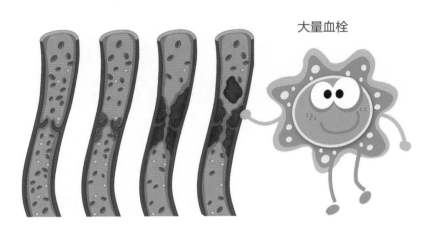

大量血栓

还有另一种情况不容易被发现：当身体处于以下情况时，可能会诱发 DIC（弥散性血管内凝血）。这指的是在血管内形成了无数个非常微小的血栓，同样这也会消耗大量的血小板，从而引起血液中的血小板数量急剧减少。

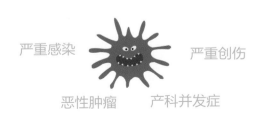

严重感染　　　　　　　　严重创伤

恶性肿瘤　　产科并发症

• 分布异常

第四是血小板分布异常。这要从肝脾的关系说起。脾脏的血液要经过门静脉回到肝脏进行代谢处理，但是有些化疗药物会破坏肝血窦，这就会导致经过门静脉回到肝脏的血液受阻，门静脉压力增大，血液不易回到肝脏，淤积在脾脏使得脾脏储血量增加，体积增大。

正常情况下

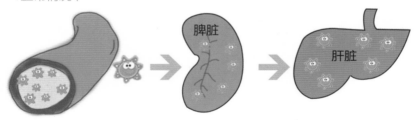

血小板分布异常

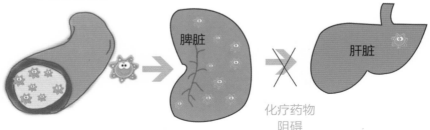

化疗药物
阻碍

脾脏增大以后，它的清除功能也随之增加。脾脏是清除衰老血小板的器官，滞留在脾脏的血小板遭到破坏，血液中的血小板相应就减少了。

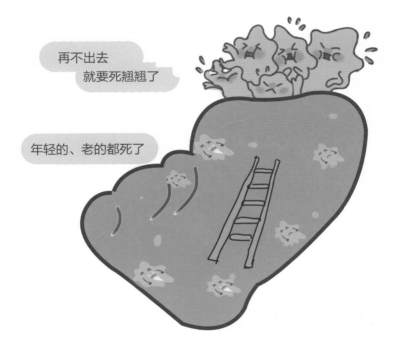

一出现问题就会引发连锁反应。我在想，假如血小板很少，要是身体有破损或者血管有出血，岂不会很危险？

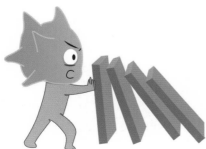

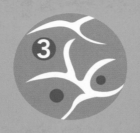

血小板降低的危害

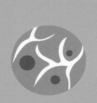

血小板降低的危害

　　你的担心不无道理。如果血管破了，血小板数量不够，那就无法堵住那个破洞，血液就会源源不断地从洞口流出来，这很容易导致贫血，严重时出现休克甚至死亡。

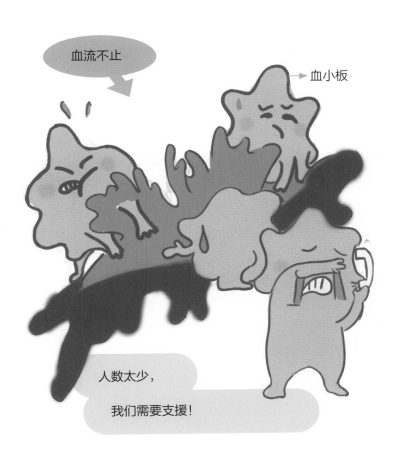

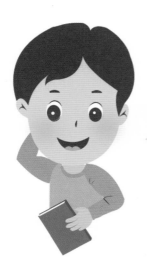

我知道肿瘤的血管是杂乱无章的，不仅血供丰富，还容易发生渗漏。

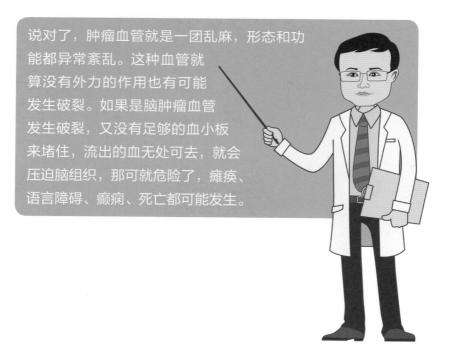

说对了，肿瘤血管就是一团乱麻，形态和功能都异常紊乱。这种血管就算没有外力的作用也有可能发生破裂。如果是脑肿瘤血管发生破裂，又没有足够的血小板来堵住，流出的血无处可去，就会压迫脑组织，那可就危险了，瘫痪、语言障碍、癫痫、死亡都可能发生。

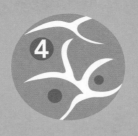

4

血小板降低的分级

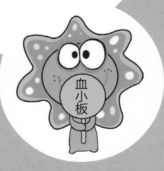

血小板

血小板降低的分级

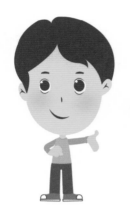

是挺危险的，不过血小板的降低应该有个程度吧？当降低到一定程度才会出现你说的那些风险。

跟聪明人打交道就是爽。你说的没错，血小板的降低是有分级的。我给你看一个分级表。

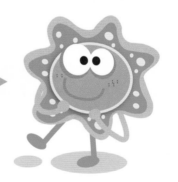

级别	血小板计数 / ($\times 10^9 \cdot L^{-1}$)
1 级	75 ~ 99
2 级	50 ~ 74
3 级	25 ~ 49
4 级	0 ~ 24

你看这个表，级别越高，血小板降低越严重，患者出血的风险就越高。

血小板越低出血风险越大，世界卫生组织（WHO）有个出血分级标准，通过评估患者出血风险和程度选择相应的治疗措施。

修订后的 WHO 出血分级标准

级别	出血类型
1 级	稀疏、散在分布的皮肤瘀点、瘀斑 鼻出血或口咽出血持续时间＜30 分钟
2 级	消化道、呼吸道、肌肉骨骼或软组织出血，未引起血流动力学紊乱，在 24 小时内不需要输注红细胞 鼻出血或口咽出血持续时间＞30 分钟 有症状的口咽黏膜血疱，弥散分布的皮肤瘀点、瘀斑 血尿、侵入性操作或手术部位异常渗血 非月经期的阴道出血、浆膜腔出血 视网膜出血，不伴视野缺损
3 级	需要输注红细胞的出血（尤其是发生在 24 小时内），但未出现血流动力学紊乱 严重的浆膜腔出血 CT 发现的无症状性颅内出血
4 级	视网膜出血伴视野缺损 有症状的非致命性脑出血 有血流动力学紊乱（低血压，收缩压或舒张压降低＞30mmHg）的出血 任何原因引起的致命性出血

5

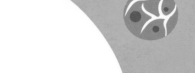

血小板
降低的治疗

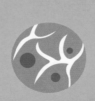

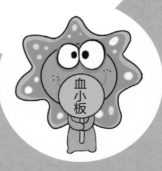

血小板

血小板减少的临床治疗意义

一方面是提高血小板最低值，缩短血小板减少的持续时间，降低出血风险。

另一方面是减少因血小板降低导致的化疗药物减量与化疗时间延迟。因此在治疗期间要对血小板进行监测。

每周查 2 次血常规，具体监测周期需要听从临床医生的医嘱，特殊情况下每 1～2 天查一次。

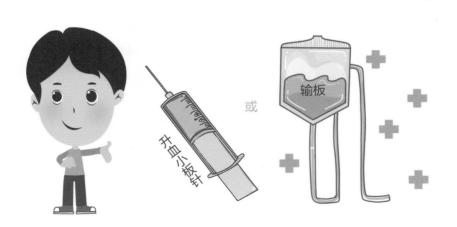

升血小板针

或

输板

我接触的肿瘤患者常用升血小板针或者输注血小板来治疗血小板降低。那血小板是怎么生成的呢？

血小板的成长史

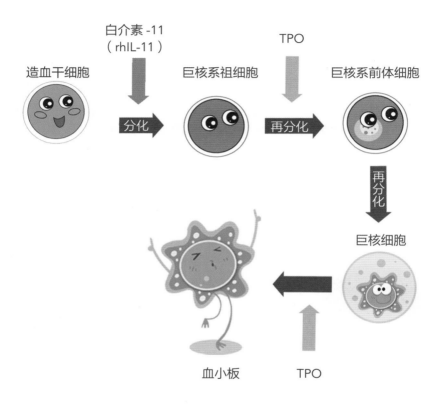

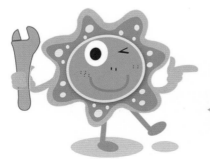

我们成长的三要素：
①良好的生长环境。
②充足的优质蛋白。
③催化剂 TPO。

促进血小板生成的药物治疗

升血小板针，医院常用的有两种，它们都属于促血小板生长因子。

白介素 -11（rhIL-11）　　　血小板生成素（rhTPO）

白介素 -11（rhIL-11），可以使外周血中的血小板数量增加。

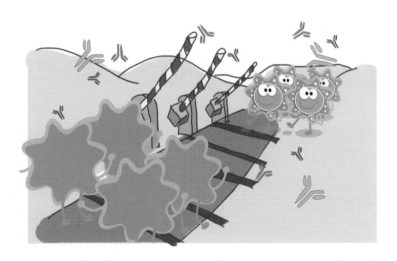

推荐剂量：25 ~ 50μg/kg，皮下注射，每日 1 次，连用 7 ~ 10 天，至血小板 ≥ 100×10^9/L 或者血小板较用药前升高 50×10^9/L 时停药。

另一个是重组人血小板生成素（rhTPO），可升高血小板水平，缩短血小板降低的持续时间。

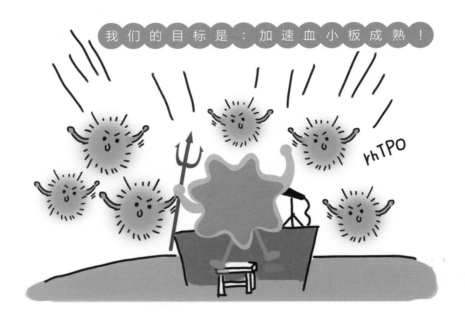

我们的目标是：加速血小板成熟！

推荐用法：

血小板 $< 75 \times 10^9/L$ 时使用，剂量为 300U/kg，每日 1 次，皮下注射，至血小板 $\geq 100 \times 10^9/L$ 或者血小板较用药前升高 $50 \times 10^9/L$ 时停药。

如果患者同时合并严重的白细胞降低或贫血，在使用 rhIL-11 或 TPO 的同时，可以使用重组人粒细胞集落刺激因子或重组人红细胞生成素。

口服中成药
金薯叶止血合剂，一次 5～10ml，一日 2～3 次。

这些升血小板药物一般要服用几天后才能见效呢？

由于血小板形成的周期比较长，一般要 5～7 天才能开始起到升血小板的作用。

有时打了 1 周的升血小板针，可是血小板不升反降是怎么回事呢？

这可能是因为我们发现血小板降低并开始治疗的时间还在血小板下降的过程中。我们使用了升血小板药物能够让血小板降低的幅度和时间减少。如果当时发现了血小板降低而没有处理的话，血小板可能会比现在还低呢！

血小板计数
72
↓
54

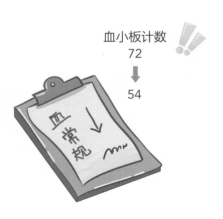

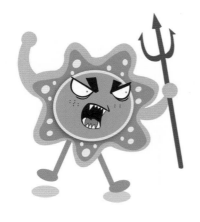

药物治疗还有一类叫血小板生成素受体激动剂，如罗米司亭（注射剂）、艾曲波帕（口服）。

通过激活血小板生成素受体起到促进血小板生成的作用。

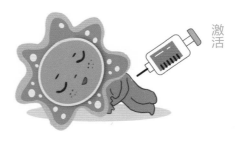

激活

该类药物目前获批的适应证：成人慢性免疫性血小板减少性紫癜。但鉴于国外的研究结果以及国内用药的经验，大部分国内专家认为该类药物可以用来治疗化疗后血小板降低，疗效较好。

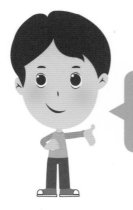

药物治疗有周期，我觉得直接输血小板应该比较快。

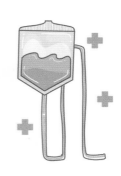

输血小板治疗

输血小板条件：

①血小板计数 ≤ 10×10^9/L 时，可预防性输注血小板，特别是对于一些出血风险高的肿瘤，如白血病、恶性黑色素瘤、膀胱癌、妇科肿瘤、结直肠肿瘤等。

②前述 WHO 出血分级中 2 级以上推荐输注血小板。

③有活动性出血时，推荐输注血小板。

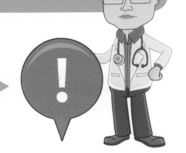

输血小板，不是你想输就能输的！

输注异体血小板虽然是最立竿见影的升高血小板的方法，但也有很多局限性。

1. 由于血源有限，输注血小板并不取决于个人意愿。

2. 输注异体血小板有可能出现过敏及感染传染病等风险。

3. 输注血小板需要符合输注标准及条件。

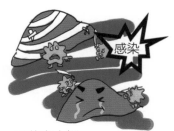

异体血小板

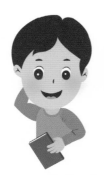

嗯嗯，这回是了解清楚了。除了这两种方法，还有其他的治疗方法吗？

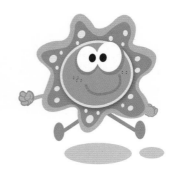

有啊，人体是复杂的。对于特殊类型的血小板降低根据不同情况采取不同处理方法。

● **举个例子**

免疫性血小板降低，它是一种由于自身免疫因素攻击血小板导致的血小板下降。这种情况停止化疗后血小板可逐渐恢复。如果能够确定是奥沙利铂相关的血小板降低应停止使用奥沙利铂。

总之，这种类型的血小板降低的治疗原则：减少血小板破坏和消耗，促进血小板生成。

一线治疗：糖皮质激素、静脉注射丙种球蛋白。

二线治疗：促血小板生成药物、利妥昔单抗、脾切除术、其他免疫抑制药物。

肿瘤诱发的免疫性血小板减少，需要有效治疗肿瘤，才能恢复血小板数量的效果，而往往在这种情况下，肿瘤治疗效果不理想。

● 再举个例子

再比如血小板分布异常引起的血小板降低。这种情况恢复缓慢，治疗停止后 2～3 年才可能恢复正常。如果需要快速恢复血小板时，可以尝试脾栓塞治疗。

（上述情况都是比较复杂、难以诊治的血小板减少，需要临床医生根据病情综合诊治。）

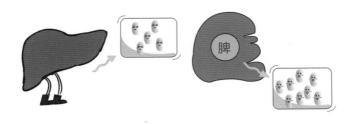

还有一种情况是同步放化疗引起的血小板降低。同步放化疗引起的血小板降低较单纯化疗更严重。这种情况由医生评估后采用相应的治疗方法。

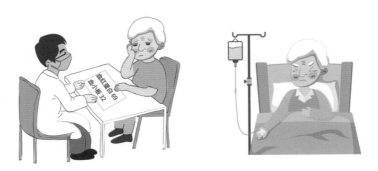

特别提醒：对于使用具有心脏毒性化疗药物或者本身就存在严重心血管病风险的患者，使用 rhTPO 更加安全，不建议使用 rhIL-11。

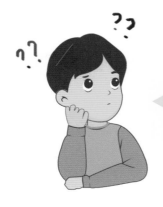

我又想起个问题，有些肿瘤患者存在血小板降低的情况，但又需要手术，这种情况怎么处理呢？

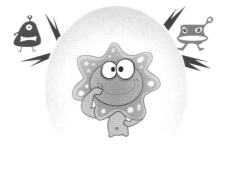

　　进行手术或侵入性操作时，血小板计数要满足一定要求。

　　一般情况下，侵入性操作或手术在凝血功能正常的前提下，要求血小板计数 $> (40 \sim 50) \times 10^9/L$。

　　骨髓穿刺/活检、导管拔除术，要求血小板计数 $> 20 \times 10^9/L$ 才可以进行。

　　颅脑手术必须满足血小板计数 $> 100 \times 10^9/L$ 才可以手术。

　　但具体情况还要请主管医师综合评估后再决定。

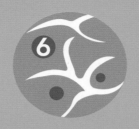

6

血小板降低的预防

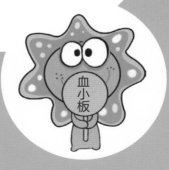

血小板

血小板降低的预防

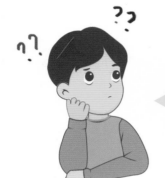

既然我们知道在肿瘤治疗的过程中会出现血小板降低的现象，有没有提前预防的方法呢？

你这个问题问得好，预防大于治疗。对于血小板降低风险高的患者，在治疗后、血小板降低前就开始使用升血小板药物，这就是血小板降低的预防。

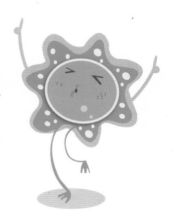

- **一级预防**

一级预防是在问题尚没有发生前就采取措施。如果预计在第 1 次化疗结束后有可能出现 3 级及以上血小板降低的，在血小板降低前应用 rhTPO 等药物，可降低血小板减少的程度，缩短 4 级血小板减少持续的时间。

- **二级预防**

二级预防是指患者在前一周期化疗后出现三级及以上血小板减少症，为预防下个周期化疗再发生血小板减少而预防性使用药物治疗的方法。二级预防的方法见表格。

适用人群	预防方法	rhTPO 用法	rhIL-11 用法
出血高风险因素患者	化疗后 6～24 小时开始预防性应用促血小板生成药物	300U/kg 皮下注射 1～2 日 1 次 持续 7～10 天	25～50ug/kg，皮下注射每日 1 次，持续 7～10 天 下一周期开始前 2 天和化疗中不得应用 rhIL-11
无出血高风险因素患者	血小板 < 75x10⁹/L 时开始使用促血小板生成药物，至 ≥100x10⁹/L 时停药		

血小板降低二级预防适用人群

上一周期发生过 3 级及以上血小板降低的患者

上一周期发生 2 级血小板降低但同时伴有以下任一项出血高风险因素的患者：

1. 既往有出血史，现阶段有手术切口未愈、肿瘤性溃疡等；

2. 化疗前血小板 < 75×10^9/L；

3. 接受含铂类、吉西他滨、阿糖胞苷及蒽环类等可能导致严重骨髓抑制的药物治疗；

4. 肿瘤细胞浸润骨髓所致的血小板降低；

5. 美国东部肿瘤协助组（ECOG）体能状态评分 ≥ 2 分；

6. 既往接受过放疗，特别是长骨、扁骨（如骨盆、胸骨等）接受过放疗；

7. 合并使用其他可能导致血小板降低的药物，如肝素、抗生素等

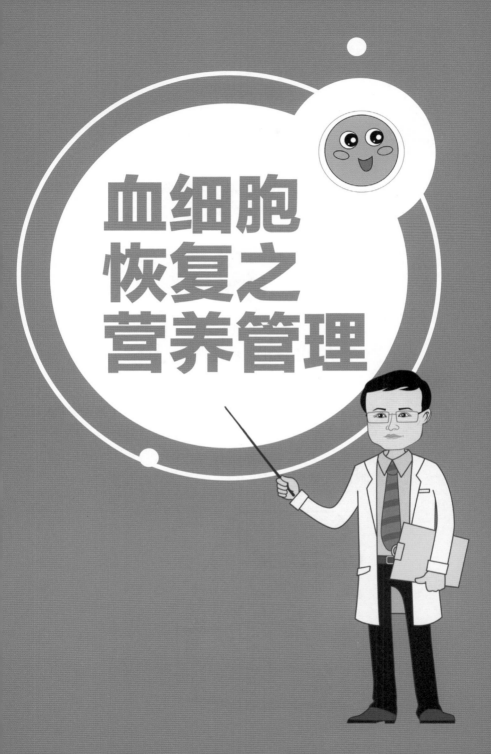

血细胞
恢复之
营养管理

营养状况与造血功能

在人体骨髓中，各种血细胞（红细胞、白细胞、血小板）发育和成熟的过程被称为造血。

造血干细胞　分化　我是红细胞　我是白细胞

对于肿瘤患者而言，机体造血功能的好坏与营养状况密切相关。这主要是因为许多营养素，如铁、维生素 B_{12}、叶酸、维生素 B_6、铜等，都是造血的原材料。因此当患者营养状况欠佳时，就会导致这些原材料缺乏，就像缺砖少瓦的房子住不了太久就会崩塌一样，营养素缺乏时产生的血细胞不仅数量减少，质量也大打折扣。

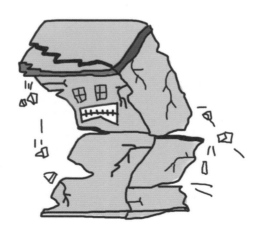

另有研究发现，肿瘤患者在接受抗肿瘤治疗期间，如果出现营养不良，则发生血液学毒性的风险大大增加，包括红细胞、白细胞以及血小板数量减少，严重时可引发感染、贫血、出血等，患者可能因此无法耐受抗肿瘤治疗，因而减量或暂缓治疗，从而耽误病情。

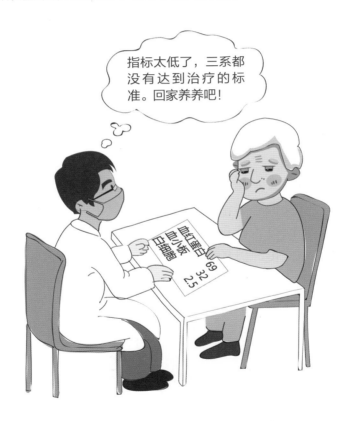

因此，为维持肿瘤患者血细胞数量的正常，在抗肿瘤治疗期间患者应密切关注自身的营养状况，保证充足适宜的营养摄入。

如何自我评估营养状况

　　全程的营养治疗包括前期的筛查和评估，营养干预方案的制定和实施，以及营养监测。其中营养筛查和评估是判断患者营养状况的重要一环。临床上的筛查评估手段有很多，比如体重、人体成分检测、实验室检查、临床症状、饮食量、体能等等。对于患者而言，如果想要快速简单判断自身营养状况，则需要特别关注以下三点：饮食量、体重以及体能。

饮食量评估

　　充足的饮食量是保证良好营养状况的基础，然而在肿瘤负荷，以及抗肿瘤治疗的副反应的影响下，很多肿瘤患者无法正常饮食，膳食结构经常在普食、半流食、流食之间相互切换，长此以往营养摄入量严重不足，体重下降明显，营养不良的风险大大增加。因此需要进行饮食量评估，及时发现营养不良并进行干预十分重要。

在家如何评估饮食量呢？

一日三餐大概是怎么安排的，可以对照膳食评估图表给自己一个评分。

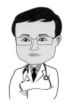

膳食评估图表

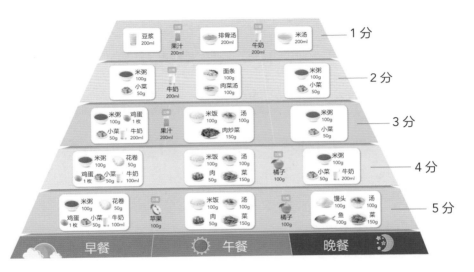

1分：三餐清淡流食，无肉、缺油。

2分：三餐清淡半流食，无肉、缺油。

3分：一餐正常普食，两餐清淡半流食，基本无肉、少油。

4分：两餐正常普食，一餐清淡半流食，少肉、少油。

5分：三餐正常普食，主食、肉、蛋、奶、菜、油脂充足。

膳食自评

Q1. 您现在三餐主食是：

ⓐ 三餐都是稀饭

ⓑ 两餐是稀饭，一餐是干饭，如馒头、米饭、水饺、包子等

ⓒ 一餐是稀饭，两餐是干饭

ⓓ 三餐都是干饭

Q2. 每天能吃多少肉类：　　　　　　　　（1 两等于 50 克）

ⓐ 三两以上　　ⓑ 1～2 两　　ⓒ 1 两以内　　ⓓ 无肉类

Q3. 每天能吃几个鸡蛋：

ⓐ 2 个以上　　ⓑ 1 个　　　ⓒ 不吃

Q4. 每天能喝多少牛奶：

ⓐ 500 毫升以上，包括酸奶　ⓑ 250～500 毫升

ⓒ 250 毫升以内　　　　　　ⓓ 无

Q5. 饭菜油量

ⓐ 清淡的　　ⓑ 常规油量　　ⓒ 油腻的

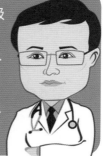

如果 Q1 是 a，要高度警惕，饮食评分极可能是 2 分（除非 Q2 是 a+Q3 是 a）

如果 Q1 是 b，也要高度警惕，饮食评分极可能是 3 分（除非 Q2 是 a+Q3 是 a）

！ 饮食评分得 2 分或者 3 分患者都是急需营养治疗的，需尽早做营养评估。

体重监测

体重是判断营养状况最快速的方法，一旦出现非自主性的体重下降（即没有主动运动或节食的情况下出现的体重下降），患者就应该开始警惕自己的营养状况了。因此患者应该长期监控自己的体重，确保自己的体重可以稳定维持在正常范围。

1. 年龄 < 65 岁，BMI：18.5 ~ 23.9kg/m^2

2. 年龄 ≥ 65 岁，BMI：20 ~ 23.9kg/m^2

$$BMI= 体重（kg）/ 身高（m）^2$$

当体重下降明显或是低于正常值较多时，应及时与医生和营养师沟通。如果体重稍微偏高，并不建议为了达到正常的 BMI 而实施减重，因为肿瘤属于消耗性疾病，体内的肌肉和脂肪储备多一些，对康复是有益处的。

体重测量方法：每日清晨，使用同一台体重秤，空腹，排空大小便后，穿着同样的衣服进行称量。

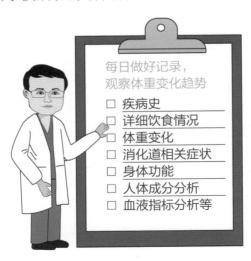

每日做好记录，
观察体重变化趋势

☐ 疾病史
☐ 详细饮食情况
☐ 体重变化
☐ 消化道相关症状
☐ 身体功能
☐ 人体成分分析
☐ 血液指标分析等

体能监测

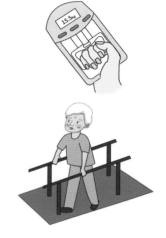

　　体能是反映患者营养状况和肌肉功能的一项重要指标。最常用的两个体能评估方法是握力和日常步速评估法。体能下降会影响到患者日常生活，以及自理能力，还会干扰到治疗效果。

　　握力：就是使用握力器来判断患者上肢肌肉力量，从而推断整体体能状况的一种方法。

　　日常步速评估方法是让患者在短距离内步行，利用步速（m/s，米／秒）来判断体能，一般如果患者的日常步速低于 0.8 米／秒，则认为其日常活动能力受损。

　　营养状况对患者的造血功能至关重要，在治疗和康复期间，患者应时刻关注自身的饮食量、体重以及体能变化，一旦出现明显下降的情况，应及时与医生和营养师沟通，积极寻找原因，进行合理的营养干预，避免营养不良的发生。

　　根据筛查及评估的结果可以诊断营养不良，并分级。以下是患者需要关注的关键点（出现这些问题，需要高度关注，常常预示有营养不良的存在）。

1. 体重下降 3kg 以上
2. 体力下降明显
3. 出现严重口腔溃疡、
　　口周疱疹或带状疱疹
4. 双下肢浮肿
5. 总喜欢卧床，懒得下床
6. 经常感冒发热

什么是营养不良

肿瘤相关营养不良是由于蛋白质和能量长期摄入不足所引起的营养缺乏症状。

肿瘤相关营养不良是由于缺乏营养物质的摄入，导致身体成分以及机体细胞质量改变的一种状态。

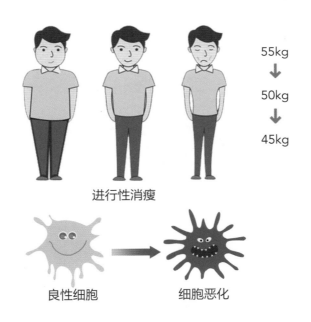

进行性消瘦

良性细胞　　　　细胞恶化

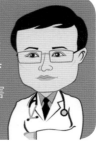

注意

肿瘤相关营养不良常引发生理和心理功能下降，影响肿瘤患者的生存质量和抗肿瘤治疗的效果，影响患者的预后和总体生存期。危害极大！

营养不良的原因有哪些

1. 肿瘤疾病常伴有代谢异常。
2. 肿瘤治疗手段常常影响正常吃饭及消化吸收。

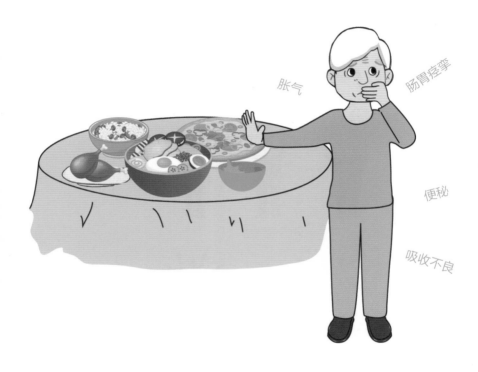

食管、胃、肠等手术术后一段时间内会影响患者的正常进食。

放疗、化疗可能引起恶心、呕吐、腹泻、便秘等不良反应，会出现进食减少，消化吸收能力下降。

3. 心理因素及经济因素的作用：如治疗费用等产生的心理焦虑、恐慌、抑郁。这些反应都会影响患者进食。

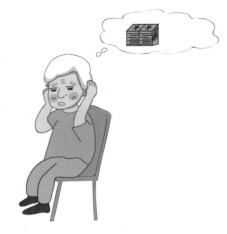

4. 饮食误区：很多肿瘤患者大量忌口，不敢吃富含蛋白质的肉类食物，从而导致蛋白质供应不足。

瘦成火柴棍了

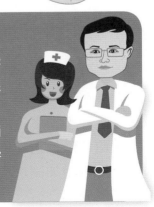

注意

　　导致营养不良的原因是，肿瘤是异常增生的新生细胞群，代谢旺盛，无限增殖，合成代谢增加，分解代谢减少，平衡打破。因为能量需求增加、营养消化吸收障碍、治疗相关因素的影响，导致饮食摄入量明显降低。

营养不良有哪些危害

1. 细胞水平的影响

营养不良的患者免疫功能降低，发生感染，难以控制。导致体温失衡，造成肾功能损伤，伤口愈合难，应激性溃疡风险增加。

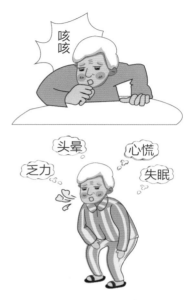

2. 生理水平的影响

营养不良导致肌肉、脂肪减少，降低呼吸肌和心肌的功能，内脏器官萎缩。厌食、乏力、生活质量下降。

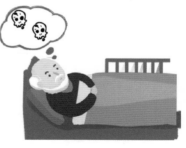

3. 心理水平的影响

肿瘤的打击，长期卧床，营养不良患者容易出现抑郁、焦虑、愤怒、孤单等心理问题。

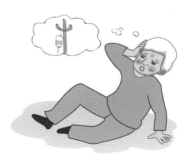

4. 抗肿瘤治疗的影响

营养不良患者影响化疗药物代谢，降低治疗的敏感性、耐受性，增加副反应，使患者生存期短。

营养干预基本方法

当患者出现饮食量减少，体重下降，血细胞减少时，按照以下方法具体操作。

1. 要优化饮食，努力提高饮食中营养的含量，吃得虽然少，但要努力提高饮食中的能量及蛋白质的量。如通过在粥里添加肉末，用鸡蛋和面做成面条，少食多餐等方法。

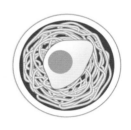

2. 请医生或营养师开全营养配方粉液，每日 2～3 次，一次 150～250 毫升，一般在两餐之间补充，既能补充进去又不影响正餐。如果胃肠道功能差，营养制剂依然不能按需足量服用，需要进行肠外营养支持。

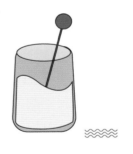

3. 根据具体营养素缺乏情况，按需额外补充乳清蛋白（纠正低蛋白血症、防止肌肉萎缩）、益生菌（维护肠道菌群及免疫功能）、补血营养素（铁剂、维生素类）等组件型营养素。

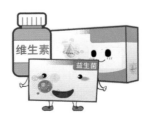

口服全营养配方营养素（营养素全面，补充吃饭不足）的主要注意事项

1. 定时口服：每天 2 ~ 3 次，一般为上午 9 点、下午 3 点、晚上 8 点，刚好在两餐中间，不影响下一餐吃饭。

2. 定量口服：根据饮食评分情况，在医生的指导下，每次 50 ~ 250 毫升不等，如果是粉剂，按照说明书用温开水冲调。

3. 小量开始：开始两三天服用要小剂量，如医嘱让喝 250 毫升，每日 3 次，就从 125 毫升每日 3 次喝起，喝着舒服，没有不良反应，再逐步加量到足量。

4. 小口啜饮：初次喝全营养制剂补充，患者容易不耐受，要小口啜饮，100 毫升要喝到 15 ~ 30 分钟。缓慢喝，有利于耐受营养素，随着肠道适应营养素的高能量密度，就可以逐步加快了。

5. 常见问题：服用肠内营养剂过程中，有可能出现腹胀、腹泻、恶心，出现这些问题时，首先考虑服用过快，或者剂量太大，或者液体太凉。休息数小时后，再尝试降低剂量，适当温热，慢慢饮用后，如果症状仍不改善就暂停服用，咨询医生。

口服非全营养配方营养素（如乳清蛋白）的主要注意事项

1. 定时口服：乳清蛋白一般在三餐后立刻服用，这样效果最好。

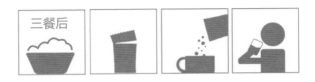

2. 定量口服：确定剂量，按量服用，比如 10 ~ 20 克，每日 3 次。

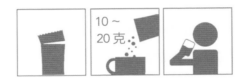

3. 其他非全营养配方营养素都按照说明定时定量服用。

合理的营养干预不仅可以加强肿瘤患者的免疫功能，减少术后并发症的风险，增加治疗的耐受性和敏感性，促进治疗效果，还能改善患者的生活质量，缩短住院时间，减少医疗花费，甚至对生存期的延长也有重要作用。

因此，肿瘤患者在治疗和康复期间，一定要密切关注自身营养状况，及时与医生和营养师沟通，积极配合营养干预，把抗肿瘤治疗的效果最大化。

肿瘤患者营养误区有哪些

目前，社交媒体、网络平台上关于恶性肿瘤患者饮食营养的信息真真假假，虚实难辨。

很多营销号为了博人眼球，夸大某种抗癌食物的功效，导致肿瘤患者对膳食营养的误区越来越多，偏离科学饮食越来越远。

以下是临床工作中发现的肿瘤患者常见的饮食营养误区，希望能够帮助肿瘤患者正确认识膳食营养的重要性和解除肿瘤患者对饮食上的误区。

误区 "发物"会促进肿瘤生长

- 这是错误观点。
- 所谓"发物"是中国古代民间的一种说法，指能引起旧有疾病复发或新有疾病加重的食物，如鹅肉、鸡肉、牛肉、海鲜等属于发物。
- 这类食物含有丰富的优质蛋白质，肿瘤患者在治疗期间非常需要蛋白质，以促进细胞组织修复。因此，只要不过敏便可以吃，而且鼓励吃。
- 临床营养学及西医医学没有"发物"的概念，这类动物性食品都是富含蛋白质及其他宏量、微量营养素的，对治疗期及早期康复期患者均非常有益。

误区 担心营养促进肿瘤生长，希望饿死肿瘤细胞

- 这是错误观点。

- 很多肿瘤患者担心吃得太有营养会促进肿瘤细胞生长，因此不敢多吃，有的人甚至采用极端的节食方式想要饿死肿瘤细胞。目前并没有任何证据表明营养支持会促进肿瘤生长。不仅如此，患者节食或少食还会恶化营养状况，使机体处于分解代谢状态，肿瘤会掠夺正常细胞的营养，甚至分解人体肌肉组织、蛋白质，最后饿死的只能是患者本人而不是肿瘤细胞。

误区 牛奶中有很多激素，肿瘤患者要避免

- 这是错误观点。

- 牛奶中含有微量胰岛素样生长因子 - I（IGF- I）等物质，这些物质不但在人体内天然存在，在其他食物中还可能含量更多，与不同个体之间这些物质水平的自然差异相比，牛奶的影响是微不足道的，对此无须担心。

碱性食物能起到抗癌作用

- 这是错误观点。
- 人体血液有强大的缓冲调节系统，无论吃酸性或碱性食物到了胃里经强酸性的胃酸混合都变成了酸性，到了肠道经碱性的肠液中和，又成了碱性。经消化吸收以及人体强大的酸碱度调节功能，正常状态下精确保持在 pH7.35～7.45。

  因此，患者需要均衡膳食，不能片面追求水果蔬菜摄入量，更需要保证足够的蛋白质摄入量。推荐高能量、高蛋白饮食。

肿瘤患者该严格忌口

- 不宜盲目忌口，以免影响营养的摄入。
- 患者盲目忌口，易导致饮食不平衡，饮食摄入不足，营养不充分，进而引发体重下降，肌肉萎缩，使得身体更加衰弱，免疫功能严重下降，可能因此干扰抗肿瘤治疗，延误病情。

误区　**多吃维生素保健品对癌症治疗有帮助**

- 在均衡膳食中，会摄入各种丰富的维生素及矿物质，不需要额外补充维生素。

- 如果癌症患者饮食量减少，或饮食不均衡，可以在营养师或药师评估后补充维生素。如果依赖补充维生素，会使很多患者减少对天然食物的摄入，例如果蔬类食物。这样食物中其他营养成分来源就会减少。

误区　**肿瘤患者必须通过蛋白质粉补充蛋白质**

- 不是的。

- 日常饮食蛋白质摄入不足和素食人群可以通过蛋白质粉来补充蛋白质。饮食中含蛋白质丰富的食物为鱼肉、禽肉、畜肉、蛋、奶、豆类及豆制品。蛋白质粉最好选择分离乳清蛋白粉，这种蛋白粉蛋白质含量在90% 以上，易吸收，身体负担小。

已经给患者输注人血白蛋白了，就不用补充蛋白质粉了

- 不是的。
- 如果患者存在低蛋白血症，补充人血白蛋白所起的作用是缓解因低蛋白血症引起的胶体渗透压降低导致的水肿，并不能改善患者蛋白质的营养状况。因此，患者还是需要关注血液白蛋白指标，根据指标的降低情况补充优质蛋白质，食物摄入不足可通过肠内营养补充蛋白质粉，帮助患者恢复适宜的蛋白质水平，以期获得更好的临床结局。

喝汤最有营养

- 这是错误观点。
- 汤的营养只有原料的 1%～5%，且多为脂肪及一些维生素和矿物质等，大部分营养（特别是蛋白质）留在肉里，要想多补充营养，应将汤和肉一起吃。

误区 **"大补之物"最补人**

- 这是常见误区。

- 由于营养知识不足，肿瘤患者往往迷信"冬虫夏草""燕窝""人参""灵芝"等贵重"补品"。事实上，不能过分追求某一种食物的免疫功效，更不能本末倒置，通过这些来补充营养。均衡饮食，全面的营养补充才是整体提高免疫功能的好办法。

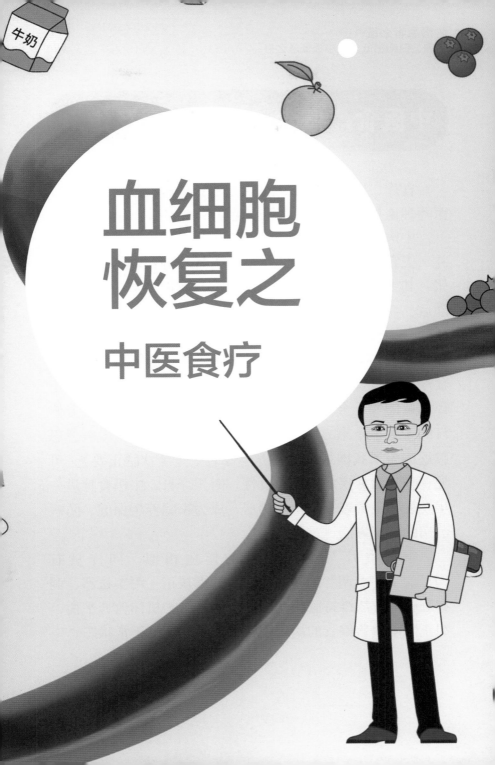

血细胞恢复之

中医食疗

中医食疗概念、历史渊源及作用

　　食疗，即食物疗法或饮食疗法。中医食疗，是指在中医药理论指导下，运用饮食来治疗疾病的一门学问。

　　中医食疗历史悠久，源远流长。早在先秦时期，《周礼·天官》就记载了"以五味、五谷、五药养其病"的主张，其中的"五谷"及"五味"就是我们日常食用之物。随后，古代医家们又在临床实践中逐渐探索出具有治疗功效的食疗方，你可能对《伤寒杂病论》不熟悉，但却一定知道久负盛名的"当归生姜羊肉汤"。晋唐以后，人们对食疗更加重视，很多医书中有食疗的相关记载，比如药王孙思邈的《千金要方》单独著有"食治篇"，宋代官方修订的《太平圣惠方》专设"食治门"，元代饮膳太医忽思慧还编著了我国最早的营养学专著——《饮膳正要》，可见食疗在治愈疾病中的重要性。时至今日，中医食疗进一步发展，走进家家户户的厨房，成为家庭养生保健、防病治病的常用方法。

　　中医食疗与中药疗法的作用相似，同样具有"补""泻""调"的功效，通过补虚扶正、泻实祛邪、调和脏腑等方法维持脏腑功能的协调，维护机体营养平衡，纠正阴阳偏盛偏衰的病理现象，使身体恢复正常状态。

中医食疗原则

"食"，之所以能养生治病，是因为它们具有特定功效。病轻者治之以食，病重者药食并用，根据食物的特点灵活取舍，药借食力，食助药功，便可相得益彰。中医食疗的基本原则主要包括整体性、全面膳食及三因制宜。

整体性原则

人体作为一个有机的整体，与自然界息息相通，保持着动态平衡。中医食疗养生同样需要顺应自然，运用自然界中具有相应特性的食物以维持和促进人体内外环境的相对稳定和平衡。

全面膳食原则

中医食疗提倡"谷肉果菜，食养尽之"，即在条件允许时，应避免偏食，尽可能食用多种食物，使食物种类齐全、数量充足、比例适当，保证各种营养物质摄入均衡。

三因制宜原则

● 因时制宜

人与天地相应，作为自然界的一员，人体也应根据四季变化来调整饮食，如夏季天气炎热，宜食苦瓜、绿豆、西瓜等清利之品；三伏天暑湿较重，宜食冬瓜、薏苡仁、白扁豆等化湿之品；秋季气候干燥，宜食百合、枇杷、蜂蜜等甘润之品。

● 因地制宜

我国地域辽阔，不同地区的生活习惯和饮食结构不同，选择中医食疗时也需要因地制宜，以适应不同的环境。如东南沿海地区潮湿温暖，宜食用清淡、祛湿的食物；西北高原地区寒冷干燥，宜食用温热散寒的食物。

● 因人制宜

人的生理病理状况与性别、年龄、体质密切相关，应根据不同人群的特点，选择适宜的中医食疗方法。如老年人身体机能下降，宜选用补益类食物，慎食过于寒凉或燥热以及难以消化的食物。

肿瘤放化疗期间三低患者的中医食疗

《黄帝内经素问·五常政大论》曰："大毒治病，十去其六……谷肉果菜，食养尽之。无使过之，伤其正也。"意思是从中医层面上讲，当运用药性猛烈的药物治疗疾病时，病去十分之六即可停服，用药过犹不及。"猛药"不可避免地会损伤人体正气，而在治疗期间用食物疗法进行调养，能促进身体痊愈。在用药物攻邪的同时结合食疗，随五脏所宜而进食谷肉果菜等食品，以扶助正气，尽其余病。

对于经历过放化疗的肿瘤患者来说，"正虚"是其典型特征。有大量研究表明，放化疗期间应用中医药可以减轻毒副作用，对证选择中医食疗对改善放化疗后肿瘤患者骨髓抑制也十分有益。

中医认为，人体血液生成有两大途径：

1. 来自食物中的营养物质，经过脾胃运化，生成血液。

2. 来自人体的先天之本，肾中所藏精气化生。

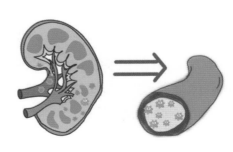

放化疗导致的骨髓抑制属于中医"虚劳""血虚"等范畴。结合放化疗的周期性来看，放化疗后出现三低的"虚人"病因也呈现动态变化。

放化疗早期，患者血象正常或轻微降低，此时以气血受损为主，容易出现乏力、懒言、头晕眼花、失眠等症状。

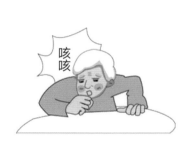

放化疗中期，血细胞出现不同程度的下降，经药物治疗可恢复正常。一方面由于治疗导致饮食减少，气血生化乏源；另一方面，治疗毒性在体内蓄积，损伤人体阴精，此阶段以阴血亏虚为主。患者常出现神疲懒言、自汗盗汗、五心烦热、咽干舌燥等症状。

放化疗后期，患者虽经药物治疗，血象仍反复降低。患者肝肾精血严重不足，阴阳俱损，造血乏源。临床症状也更为多变，畏寒肢冷、面色无华、腰膝酸软，或兼有五心烦热、咽干舌燥。

为预防和缓解骨髓抑制导致的血细胞减少，中医食疗也应结合"虚人"的动态变化，各有侧重。

首先，中医食疗应贯穿放化疗全程，做到未病先防，既病防变，愈后防复。

其次，根据不同阶段气血亏虚特点，选择适宜的食疗，如早期宜多选用具有益气补血作用的食物，如糯米、山药、大枣、花生等。放化疗中期，适当增加具有补血效果的食材，如龙眼肉、阿胶、猪肝等，后期宜重视补益肝肾，选择甲鱼、骨肉汤等食物。

最后，放化疗期间宜适当补益，忌食油腻。患者元气大伤，脾胃受损，中医食疗应以清补、平补为宜。如根据患者饮食偏好选择食材，食物细软易消化，烹调方法以清蒸、水煮为主，或新鲜蔬果打碎榨汁，减少煎炸，尽量保持食物的原味。

中医食疗食材举例

普通食材

猪肉

中医功效

性味：甘、咸，微寒。

归经：归脾、胃、肾经。

功效：补肾滋阴，养血润燥，益气消肿。

西医研究

现代医学研究表明，铁是血红蛋白的重要组成成分。高蛋白质食物对铁在人体内的吸收有很大的促进作用。

目前普遍提倡对血虚证的患者提供高铁、高蛋白、高维生素的饮食。瘦猪肉含有较多优质蛋白质，其含有脂肪、矿物质及多种维生素等营养物质，每100g猪肉中含铁约2.4毫克，是一种含铁较为丰富的优质蛋白食物，适合肿瘤患者放化疗后血虚食用。

羊肉

中医功效

性味：甘，温。

归经：归脾、胃、肾经。

功效：温中健脾，补肾壮阳，益气养血。

西医研究

　　蛋白质是供给人体生长、更新和修复组织的重要物质，蛋白质含量高的食物可以促进铁的吸收，有利于血红蛋白的合成。羊肉中蛋白质含量较多，属优质蛋白，并含有维生素 B_1、维生素 B_2、铁、钙、磷等营养物质。适合肿瘤患者放化疗后血虚患者食用。

糯米

中医功效

性味：甘，温。

归经：归脾、胃、肺经。

功效：补中益气，健脾止泄，缩尿敛汗。

西医研究

　　糯米内含蛋白质、脂肪、糖类、磷、铁、钙、维生素 B_2、烟酸、淀粉等物质。具有补充机体能量及 B 族维生素的作用，有抗肿瘤作用。

黑木耳

中医功效

性味：甘，平。

归经：归肺、脾、大肠、肝经。

功效：补气养血，润肺止咳，止血，降压，抗癌。

西医研究

木耳多糖有抗凝血活性，升白细胞，增强免疫，促进核酸合成，降血脂，抗动脉粥样硬化和延缓衰老等作用。研究表明木耳尚有抗辐射、抗炎、抗溃疡、降血糖、抗肿瘤、抗突变和抗菌等作用。

胡萝卜

中医功效

性味：甘、辛，平。

归经：归脾、肝、肺经。

功效：健脾和中，滋肝明目，化痰止咳，清热解毒。

西医研究

胡萝卜中含有丰富的胡萝卜素及微量元素、碳水化合物等营养成分。胡萝卜具有增强免疫功能、抗癌、降血压、降血糖、美容等作用。

花生

中医功效

性味：甘，平。

归经：归脾、肺经。

功效：健脾养胃，益气养血。

西医研究

　　花生含卵磷脂、氨基酸、生物碱、维生素 B_1、甾醇、泛酸，还含木聚糖和葡萄甘露聚糖，微量元素铬、铁、钴、锌等。现代药理研究发现具有抗血小板减少，抗肿瘤等作用。

桃

中医功效

性味：甘、酸，温。

归经：归肺、大肠经。

功效：补益气血，生津润肠。

西医研究

　　桃含有机酸，主要为苹果酸和枸橼酸。现代药理研究表明桃中含有较为丰富的铁元素，可参与人体血液的合成，长期食用桃可提高血液中血红蛋白的再生能力。

2. "药食同源"食材

黑芝麻

中医功效

性味：甘，平。

归经：归肝、脾、肾经。

功效：养血益精，补益肝肾，润肠通便。

主治：血虚、精亏、体虚、便秘。

西医研究

　　黑芝麻含不饱和脂肪酸、蛋白质、碳水化合物、多种维生素及微量元素。现代药理研究发现，给健康大鼠注射黑芝麻提取液，有增加红细胞容积的作用。

注意事项：大便滑泄者禁用。

龙眼肉

中医功效

性味：甘，温。

归经：归心、脾、肝、肾经。

功效：补心脾，益气血，安心神。

主治：心脾两虚引起的不思饮食、心慌心悸、失眠健忘；气血不足导致的面色萎黄少华，倦怠乏力或月经不调等。

西医研究

龙眼肉含葡萄糖、蛋白质、脂肪、多种维生素以及多种微量元素等营养成分，适宜贫血的肿瘤患者食用。

注意事项：内有痰火及湿滞停饮者忌服。

大枣

中医功效

性味：甘，温。

归经：入脾、胃经。

功效：补脾胃，益气血，安心神，调营卫，和药性。

主治：可用于脾虚证；心慌心悸，失眠多梦等。

西医研究

经研究发现，大枣多糖具有增强免疫力、刺激骨髓造血的作用。另外，大枣中含有丰富的环磷酸腺苷（cAMP），可以提高癌性贫血患者的血红蛋白、红细胞水平，改善贫血。

灰树花

中医功效

性味：甘，平。

归经：归心、脾、肝、肾经。

功效：补心脾，益气血，安心神。

主治：治脾虚气弱，体倦乏力，神疲懒言饮食减少；食后腹胀。

西医研究

灰树花多糖能激活机体免疫细胞群如 T 淋巴细胞、巨噬细胞和自然杀伤细胞，并可促进多种细胞因子的分泌，增强肿瘤局部免疫反应。其含有的 β- 葡聚糖可以促进骨髓造血，辅助恢复白细胞。

中医食疗方举例

参枣米饭

食材
党参 15 克、糯米 250 克、大枣 30 克。

烹饪方法
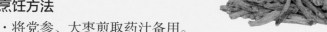

· 将党参、大枣煎取药汁备用。
· 将糯米淘净，置瓷碗中加水适量，煮熟，扣于盘中。
· 将煮好的党参、大枣摆在饭上。
· 将剩余药汁加少许白糖熬成浓汁，浇在饭上即可。

功效
补中益气，养血宁神。

注意事项
1. 建议空腹食用。
2. 糯米黏滞，胃胀便秘者不宜服。
3. 热证、实证不宜食用。
4. 本方不能与藜芦同用。

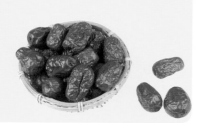

牛肉菜饭

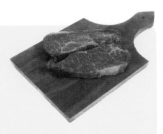

食材

牛肉 150 克、粳米 100 克、青菜 200
克，葱、姜、料酒、盐适量。

烹饪方法

·牛肉洗净，切小块放入锅里，加料酒、葱、姜及适量水，水
开撇弃浮沫，用小火煮至熟烂。

·青菜洗净，切小块煮熟。

·粳米洗净入蒸锅蒸熟，放入煮好的牛肉、青菜，加入适量盐
调味即成。

功效

补中益气，滋养脾胃，强健筋骨。

注意事项：

煮肉时间宜长，不食牛肉可替换成猪肉、羊肉、鸡肉、鸭
肉等。

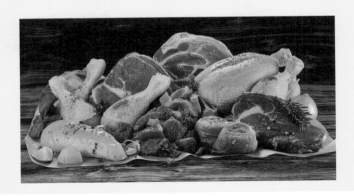

木耳粥

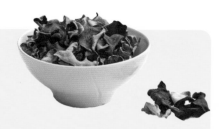

食材
水发黑木耳 30 克、粳米 100
克、大枣 5 个、红糖适量。

烹饪方法
· 黑木耳用清水浸泡半天，去杂质，大枣、粳米洗净备用。
· 将木耳、大枣、粳米同放入锅，加水适量。
· 先用武火煮沸，再用文火煮至木耳、粳米、大枣烂熟。
· 加入红糖稍煮片刻即成。

注意事项
1. 可佐餐食用。
2. 虚寒溏泄者慎用。
3. 脘腹痞闷作胀者忌用。
4. 血糖高者不加红糖。

功效
滋阴润肺，补脑强心，
益气止血。

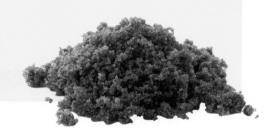

龙眼粥

食材

龙眼肉 15 克、粳米 100 克、
白糖少许。

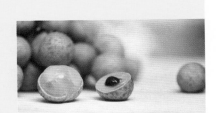

烹饪方法

·粳米洗净，与龙眼肉同放
锅中。

·用武火烧沸，再用文火煮成粥。

·加适量白糖即可。

功效

益心脾，补气血，安心神。

注意事项

1. 龙眼肉甘温而润，甘甜助火，故心肺火盛或有痰饮者忌食。

2. 血糖高者不加白糖。

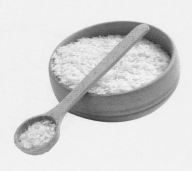

三鲜素海参

食材

水发黑木耳 100 克、水发冬菇 50 克、熟竹笋 50 克、熟菜花 50 克、甜椒 50 克、素鸡 50 克，食用油、酱油、白糖、料酒、姜末、湿淀粉、盐适量，玉米粉少许。

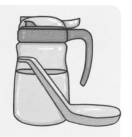

烹饪方法

·黑木耳洗净、沥干、切碎，同玉米粉、盐、水拌成面糊，用刀把面糊刮成手指形逐条下到油锅中，氽成海参形状。

·冬菇洗净去蒂，切成片状；熟笋、素鸡切滚刀块；熟菜花切成栗子大小的块；甜椒洗净后去籽，切片备用。

·炒锅置于旺火上，放油烧到七成熟，将全部配料放入锅内，煸炒，加适量姜末、料酒、酱油、白糖；烧沸后，加素海参，湿淀粉勾芡即成。

功效

益气补虚，和中化湿。

注意事项

寒虚溏泄者慎服。

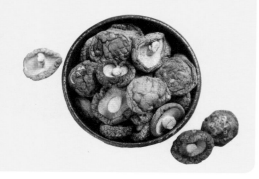

当归生姜炖羊肉

食材

羊肉 500 克、生姜 30 克、当归 20 克，盐、料酒、葱、胡椒粉适量。

烹饪方法

·将羊肉洗净，除去筋膜，切成小块，加料酒开水焯过，沥干水备用，生姜切成薄块，下锅内略炒片刻，再倒入羊肉微炒，铲起。

·当归洗净，用纱布松松包住捆扎好，与炒后的生姜、羊肉一并放在锅里，武火煮沸后，改成文火煲 2～3 小时即可出锅。

·食用前可适量加一些盐和葱末、胡椒粉等调味料。

功效

温中补血，调经散寒。

注意事项

1. 阴虚有热者、温盛中满者不宜用本方。

2. 年老体弱，常发热、咽喉肿痛、口舌溃烂者慎用。

3. 羊肉性温，外感时邪或有宿热者禁服。

4. 孕妇不宜食。

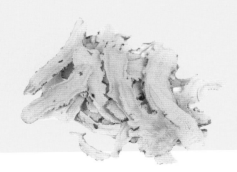

黄芪炖鸡

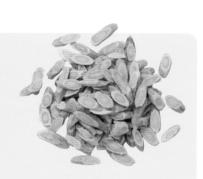

食材

嫩鸡 1 只（乌骨鸡最佳）、黄芪 20 克、胡萝卜 30 克、冬笋 30 克、黄酒 10 克、盐 3 克，食用油、葱末、姜片适量。

烹饪方法

· 用刀在鸡背上从尾至头剖成两半，放开锅里氽一下。

· 胡萝卜、冬笋洗净切片备用。

· 鸡肚朝上、鸡背朝下放入锅内，加入胡萝卜片、冬笋片、黄芪、黄酒、清水，加入葱末、姜片；先用旺火烧开水，再用小火炖煮两小时左右。鸡肉炖酥，加入少许盐调味，滴入少许食用油即可。

功效

大补气血。

注意事项

实证、热证禁用此食疗方。

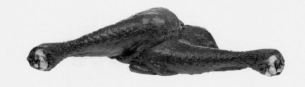

五妙汤

食材

豆浆 200 克、豆腐皮 50 克、鸡蛋 1 个、龙眼肉 14 个、白糖适量。

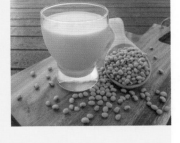

烹饪方法

·将蛋液调匀备用。

·将洗净的龙眼肉、豆腐皮和豆浆一同放入锅内，加入适量清水，武火煮沸后，调入生鸡蛋和白糖，改用文火稍煮片刻，至鸡蛋熟即可。

功效

益气血，补虚羸。该食疗方适用于气血耗伤所致的眩晕、心悸及体弱多病者食用。

注意事项

有实邪者慎食本品。

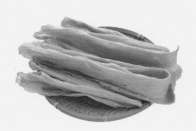

菠菜猪肝汤

食材

菠菜 30 克、猪肝 100 克、花生 20 克，食盐、水豆粉、清汤、生姜、葱白等调料适量。

烹饪方法

·将菠菜洗净，切段，在沸水中烫片刻，去掉涩味；花生泡水备用。

·将鲜猪肝切成薄片，与食盐、水豆粉拌匀。

·将清汤（肉汤、鸡汤亦可）烧沸，加入洗净拍破的生姜、切成短节的葱白等，煮几分钟后，放入拌好的猪肝片、菠菜以及花生，煮熟即可。

功效

补血养肝，润燥滑肠。该食疗方适用于肝血不足所致的血虚萎黄、视力减退、大便滞涩等。

注意事项

1. 菠菜质滑而利，善能润燥滑肠，故脾胃虚寒泄泻者不宜用。
2. 肾炎及肾结石患者不宜食用。

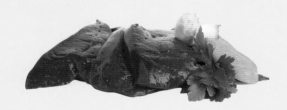

核桃芝麻饼

食材

糯米 500 克、核桃仁 100 克、黑芝麻 20 克、白糖适量。

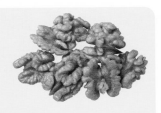

烹饪方法

· 将核桃仁去皮，和白糖、黑芝麻同捣成泥，放置模子里。

· 将糯米蒸熟，摊冷，平压置于模子里。

· 将模子置于冰箱冷藏 2 小时，核桃饼变实即成。

功效

益气调血，补肾益精。该食疗方适用于肾气不足，精血亏虚者食用。

注意事项

1. 核桃饼需放置常温后食用。

2. 糯米黏滞难化，老年人及脾胃虚弱之人单次不宜进食过多。

3. 如有痰火积热或阴虚火旺者慎食。

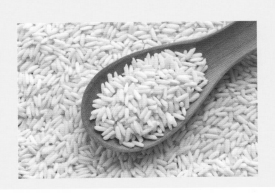

参考文献

[1]　王庭槐．生理学 [M]. 9 版．北京：人民卫生出版社，2018.

[2]　葛均波，徐永健，王辰．内科学 [M]. 9 版．北京：人民卫生出版社，2018.

[3]　石远凯，孙燕．临床肿瘤内科手册 [M]. 6 版．北京：人民卫生出版社，2015.

[4]　谢梦洲．中医药膳学 [M]．北京：中国中医药出版社，2014.

[5]　于新，李小华．药食同源物品使用手册 [M]．北京：中国轻工业出版社，2012.

[6]　周俭．中医营养学 [M]．北京：中国中医药出版社，2014.

[7]　孙凤，王函．再生障碍性贫血发病机制的研究进展 [J]．中国实用内科杂志，2007，023(005)：691-692.

[8]　苗明三，苗艳艳，孙艳红．大枣多糖对血虚大鼠全血细胞及红细胞 ATP 酶活力的影响 [J]．中国组织工程研究，2006，010(011)：97-99.

[9]　叶秋荣，马健．天然免疫分子乳铁蛋白的抗炎机制 [J]．生命的化学，2013，33(3)：269-274.

[10]　王少川，宋武．骨髓间充质干细胞在结直肠肿瘤微环境中的作用 [J/OL]．消化肿瘤杂志：电子版，2015，7(1)：44-47[2021-07-09].http://www.cnki.com.cn/

Article/CJFDTotal-XHZL201501018.htm.

[11] 卫姝岑，张文青，林双双，等．环磷酸腺苷复方制剂对白血病化疗患者肠内营养干预研究 [J/OL]. 中华临床医师杂志（电子版），2016，010（018）：2715-2718[2021-07-21].http://www.cnki.com.cn/Article/CJFDTotal-ZLYD201618008.htm.